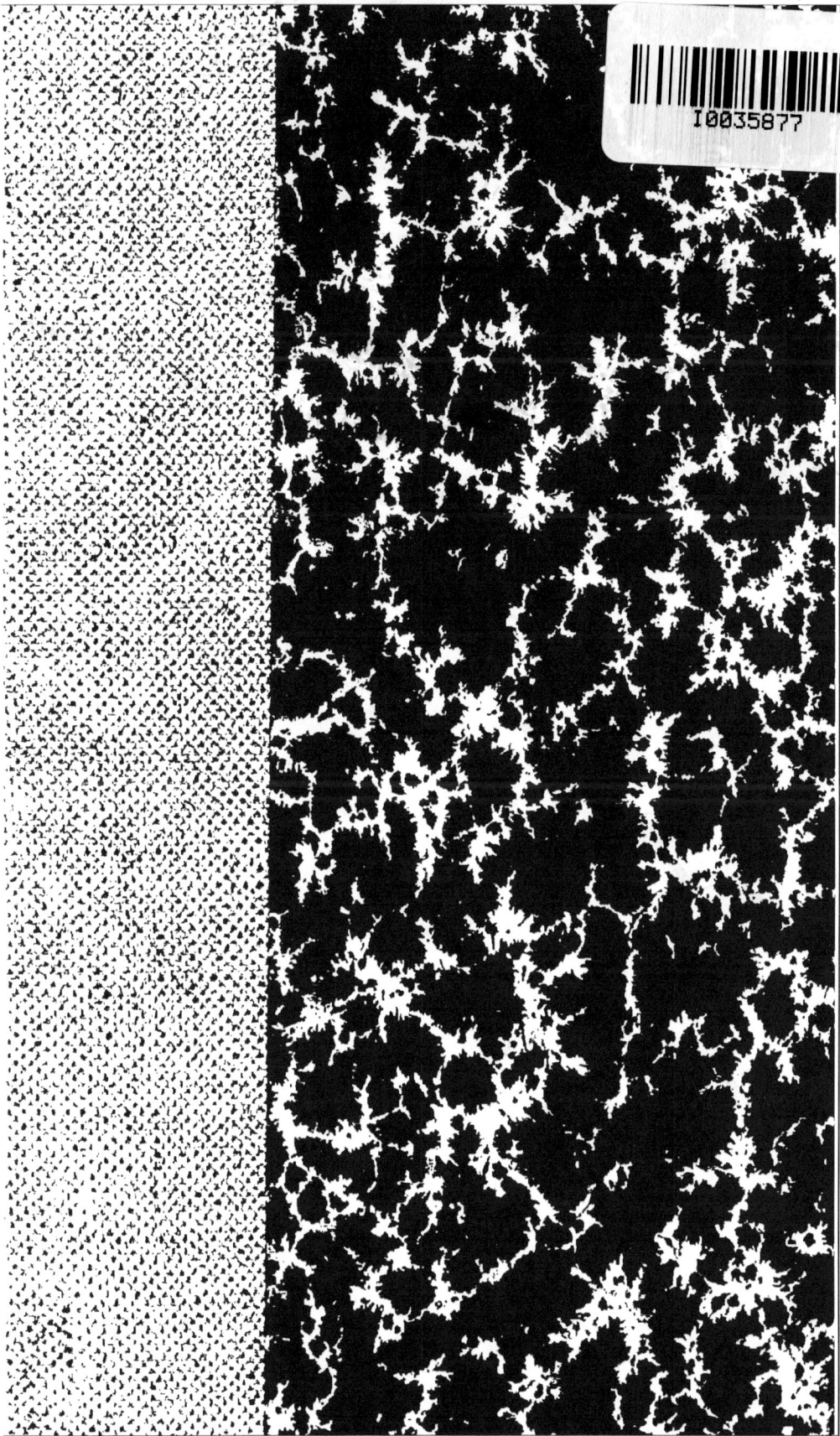

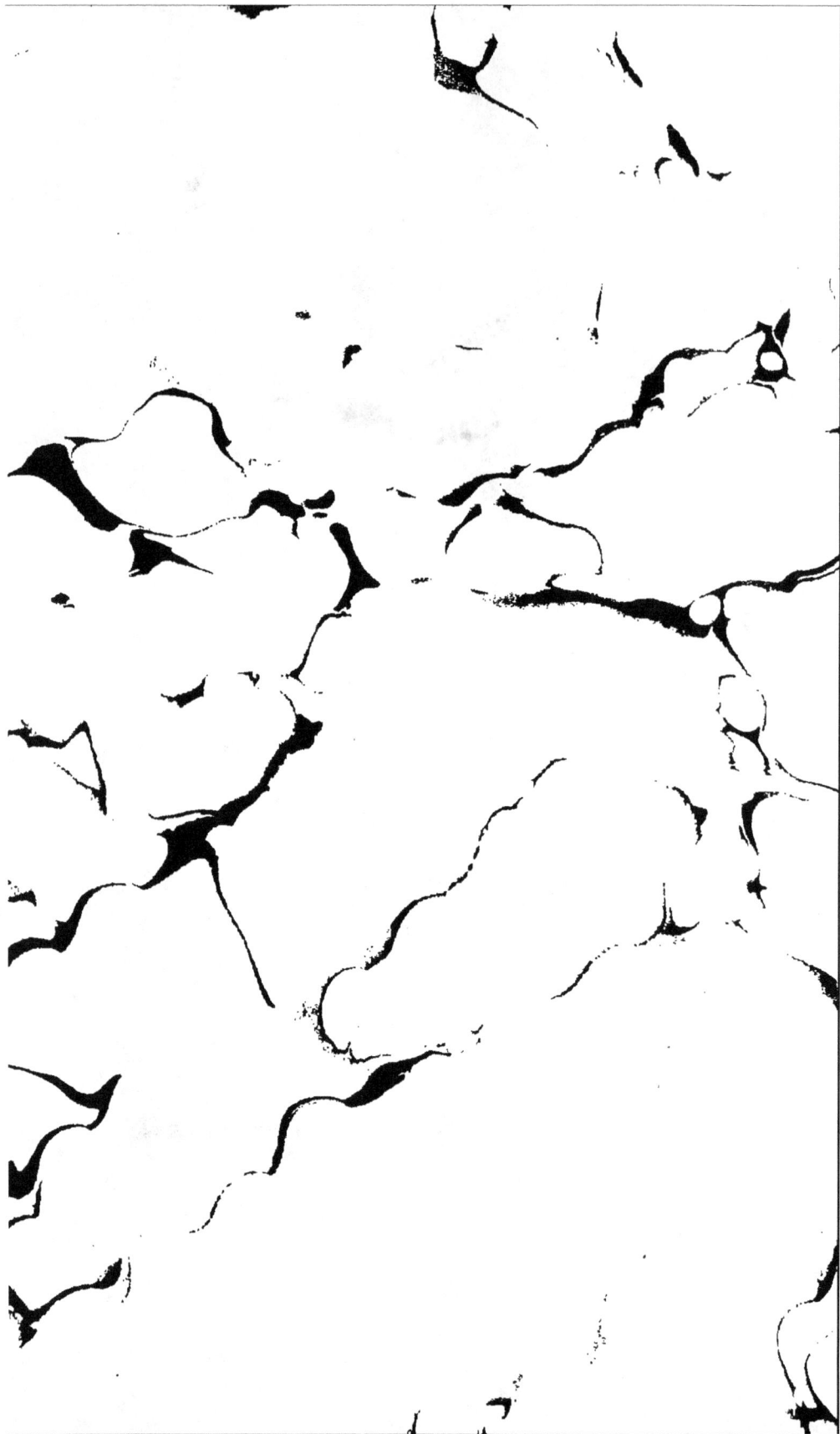

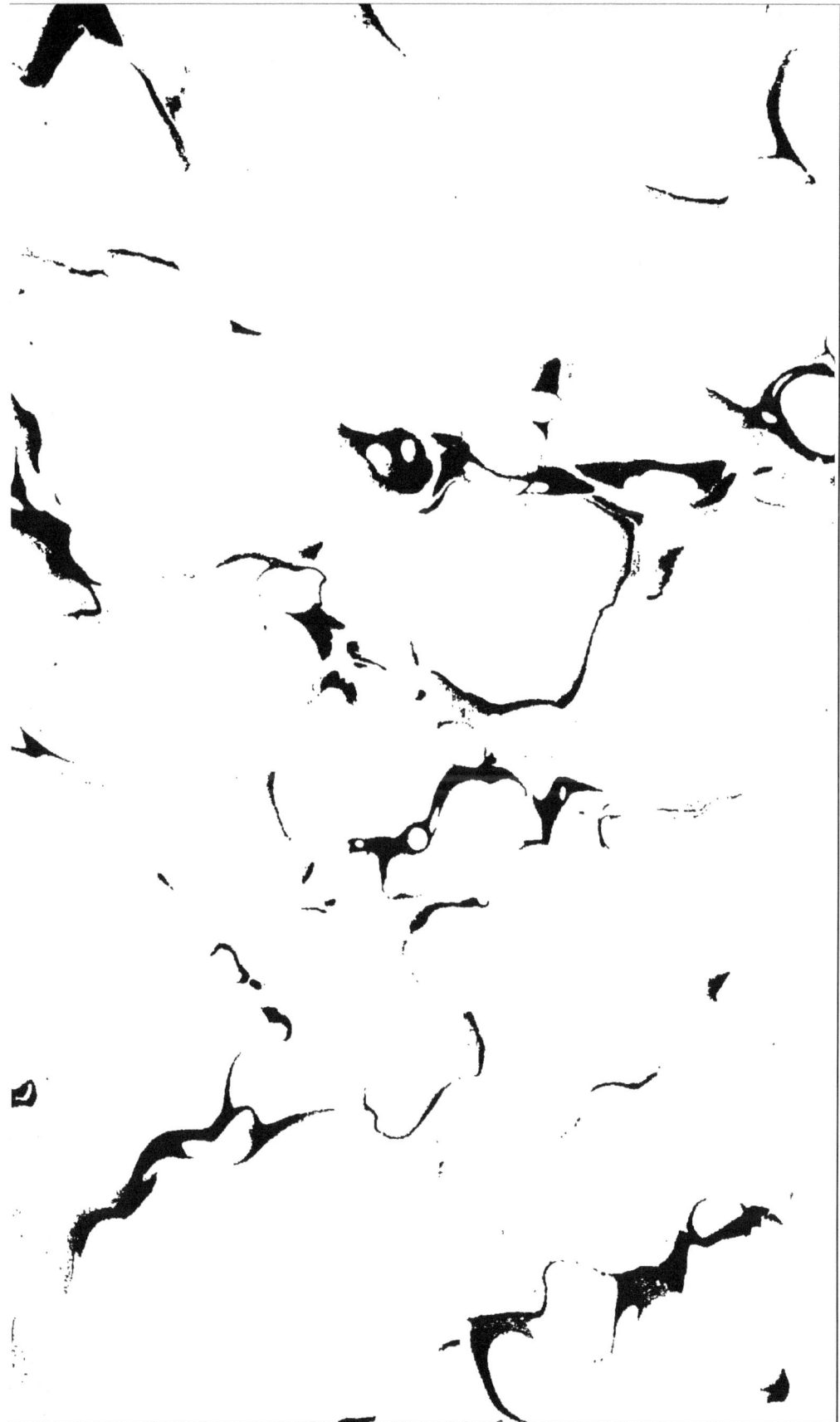

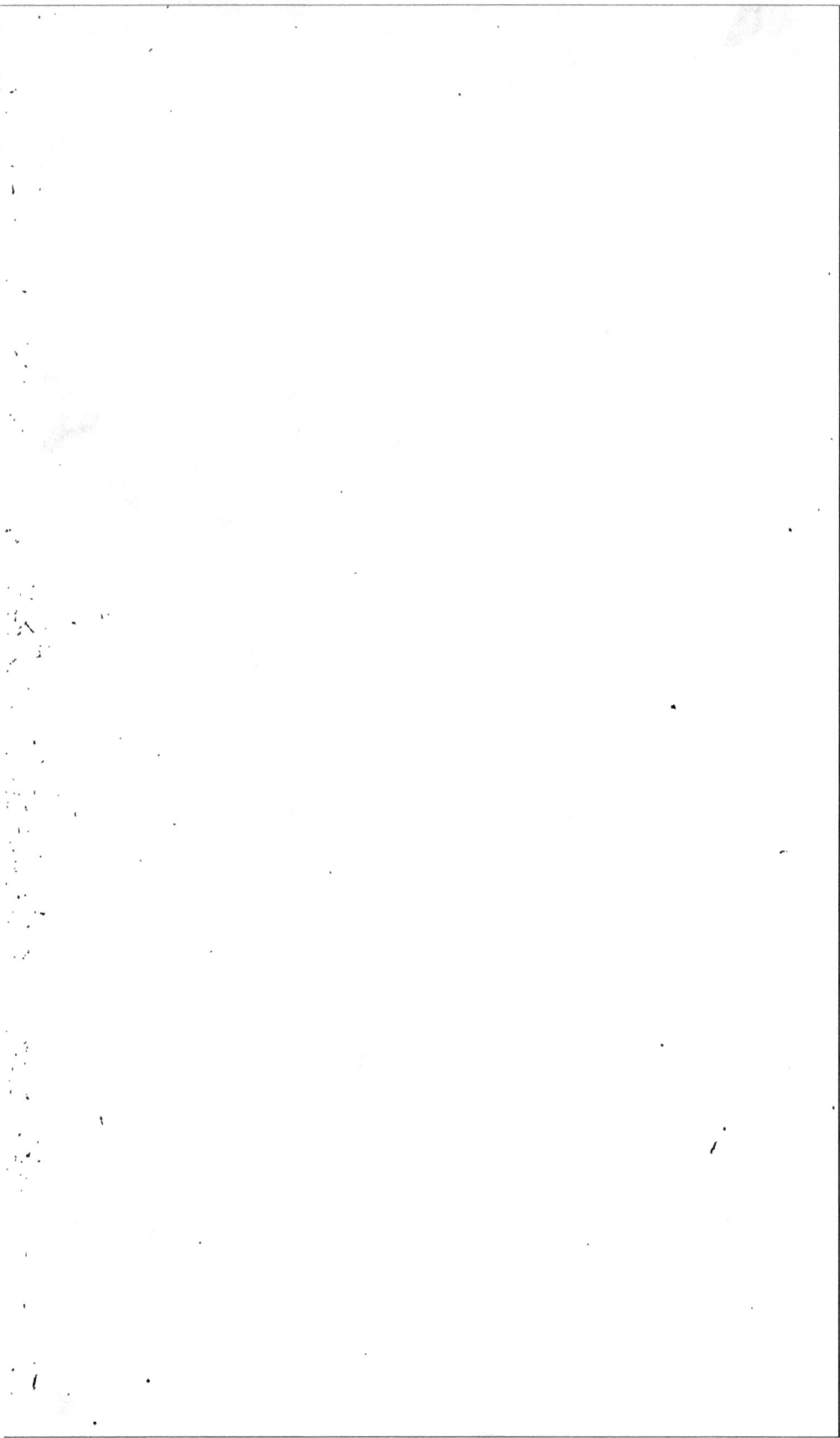

NOTICE

SUR LES PROPRIÉTÉS MÉDICINALES

DE LA

FEUILLE DE CHOU

ET SUR SON MODE D'EMPLOI

PAR

A. BLANC

DOCTEUR EN MÉDECINE DE LA FACULTÉ DE PARIS,
EX-MÉDECIN DE L'HOSPICE DE ROMANS (DROME)
MEMBRE CORRESPONDANT DE LA SOCIÉTÉ LITTÉRAIRE, ETC.
DU DÉPARTEMENT DE L'AIN

QUATRIÈME ÉDITION

CONSIDÉRABLEMENT AUGMENTÉE

Prix : **3** fr.

BESANÇON BESANÇON

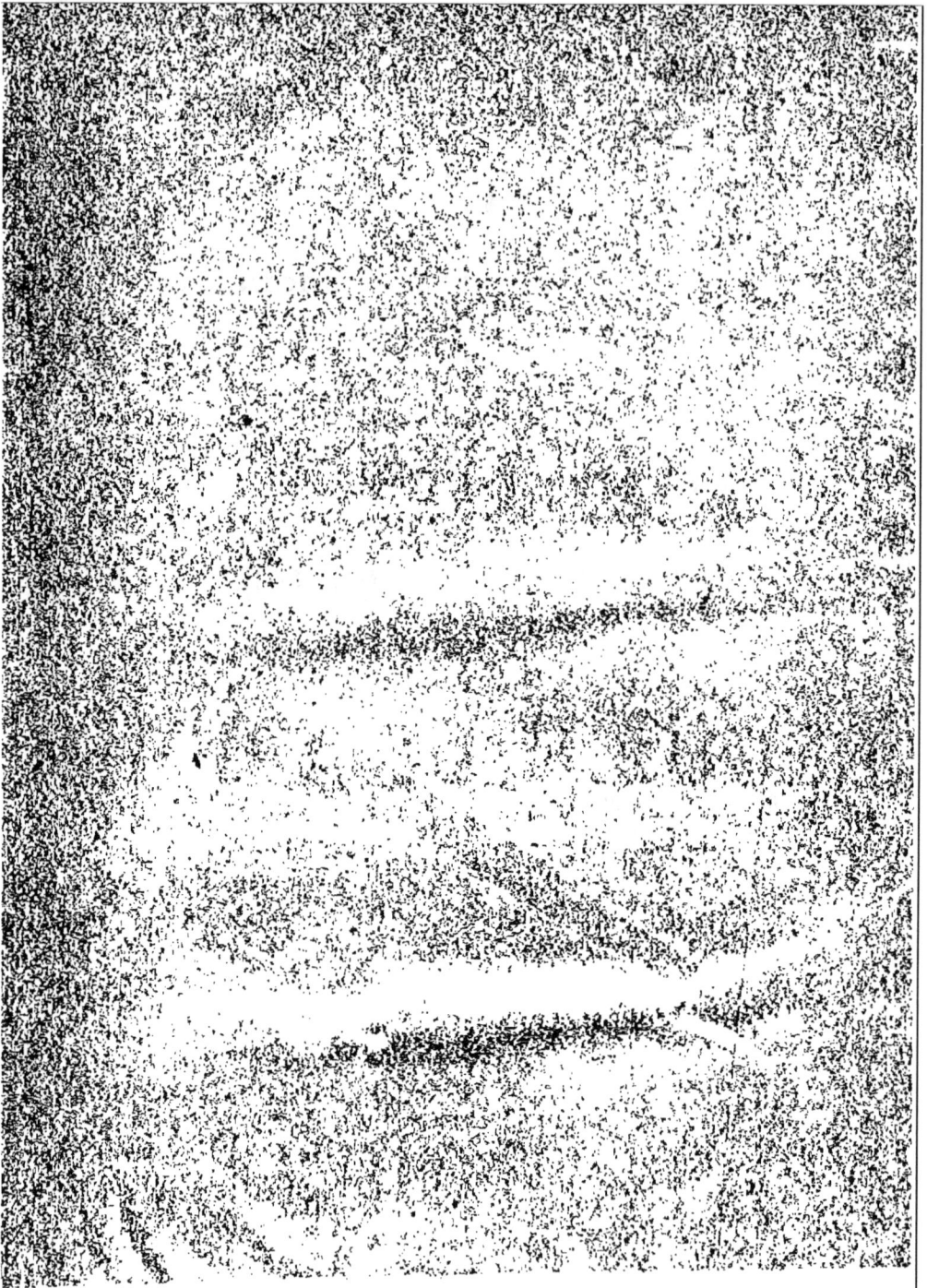

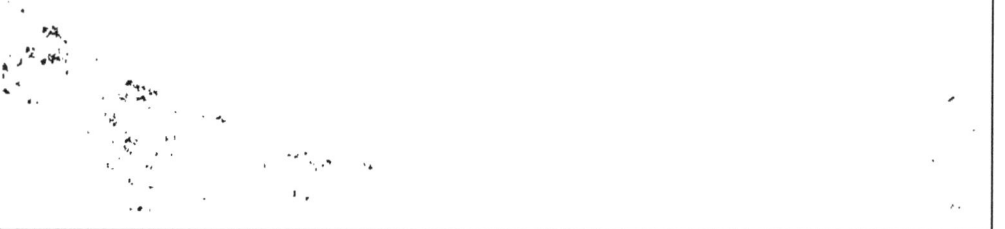

NOTICE

SUR LES PROPRIÉTÉS MÉDICINALES

DE LA

FEUILLE DE CHOU

ET SUR SON MODE D'EMPLOI.

NOTICE

SUR LES PROPRIÉTÉS MÉDICINALES

DE LA

FEUILLE DE CHOU

ET SUR SON MODE D'EMPLOI

PAR

A. BLANC

DOCTEUR EN MÉDECINE DE LA FACULTÉ DE PARIS,
EX-MÉDECIN DE L'HOSPICE DE ROMANS (DRÔME)
MEMBRE CORRESPONDANT DE LA SOCIÉTÉ LITTÉRAIRE, ETC.
DU DÉPARTEMENT DE L'AIN

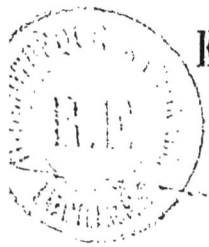

QUATRIÈME ÉDITION
CONSIDÉRABLEMENT AUGMENTÉE

Prix : **3** fr.

BESANÇON
IMPRIM. DODIVERS ET Cie
87, Grande-Rue, 87.

BESANÇON
Ch. MARION, MOREL et Cie
4, place Saint-Pierre, 4.

1883.

PRÉFACE

On raconte que le fameux Récamier appelé, pour la vingtième fois au moins, auprès d'un malade atteint d'une violente affection rhumatismale, s'écria, en désespoir de cause :

— Que voulez-vous que j'y fasse, à votre rhumatisme ?

— Enfin, docteur, ordonnez-moi quelque chose.

— Je ne connais pas de remède.

— J'en connais un, moi, fit une voix qui venait du côté de la cuisine.

C'était une vieille domestique qui, prenant des feuilles de chou, les apprêta d'une certaine façon, les appliqua sur le point douloureux, et se retira majestueusement avec un air qui signifiait : demain, vous m'en direz des nouvelles.

En vrai savant, Récamier ne se moqua pas de la vieille femme et de son remède. Il attendit.

Le résultat fut si étonnant que Récamier, après avoir tenté heureusement d'autres expériences, se fit l'apologiste des vertus médicinales de la feuille de chou.

Arnaudet a guéri, avec des feuilles de chou
rhumatisme qui avait lassé tous les médecins.

Tous les jours, grâce au merveilleux légume
se produit des cures étonnantes.

Et pourtant plus d'un médecin vous rit au
si vous lui parlez de la feuille de chou.

Le remède est trop simple. Voilà toute la q
tion.

Le docteur Blanc (de la Faculté de Paris) a c
sacré trente ans de sa longue carrière à triomp
du préjugé. Il a fini par y réussir. Aujourd'l
il est peu de villes où l'on ne rencontre plusie
personnes ayant expérimenté les propriétés n
veilleuses de la feuille de chou. Le docteur a re
de divers points de la France, les lettres les p
flatteuses; il en publie un certain nombre dans
ouvrage.

La feuille de chou, excellente pour le traitem
des rhumatismes, est plus précieuse encore d
les affections suivantes : anthrax, phlegmon, é
sypéle, charbon, pustule maligne, variole, re
geole, scarlatine, fièvre puerpérale, méning
plaies, tumeurs, névralgie faciale, eczéma, névi
gie dentaire, brûlures, dartres, gerçures au se
panaris, ulcères, etc.

La feuille de chou est donc une panacée, dira-t-

Non. Il n'y a pas de panacée. Mais la feuille de chou, préparée suivant les règles, a la propriété d'amener sur le point où elle est appliquée, un dégorgement immédiat; elle absorbe les humeurs viciées et les déverse à l'extérieur, elle rétablit ainsi la circulation capillaire et détruit les inflammations en appelant à elle les principes morbides.

Or, qui ne sait que, dans une foule de maladies, il ne s'agit que d'une chose : débarrasser l'organisme d'un principe dangereux, attirer ce principe à la peau et l'éliminer ?

La feuille de chou, de certains choux en particulier est souveraine pour cette opération.

L'auteur de ces lignes s'est trouvé plusieurs fois à même d'apprécier l'efficacité vraiment étonnante du précieux légume. Les cures dont il a été témoin lui ont rappelé que d'après les auteurs latins, les soldats romains pansaient sommairement leurs blessures en y appliquant des feuilles de chou et se trouvaient à merveille de ce traitement élémentaire.

Le docteur Blanc a donc rendu un service à l'humanité en s'efforçant de vulgariser une pratique médicale aussi facile que merveilleuse dans ses résultats. Les secrets de la médecine sont parfois bien simples, et la chimie de la nature est toujours plus irréprochable que celle des savants. Un philosophe a dit avec raison que les malades foulaient souvent aux pieds la petite plante qui pourrait guérir ou au moins adoucir leurs souffrances.

Rappelons, en terminant, que le docteur Blanc a publié un autre ouvrage très remarquable sur la phthisie, cette terrible affection qui fait le désespoir des médecins.

Il n'y a pas de remède contre la phthisie, et on n'en trouvera probablement jamais. Voici pourquoi : Un remède ne peut agir que sur les propriétés vitales des tissus. Or, le tubercule, base de la phthisie est dépourvu de tissus. C'est une matière inerte, sans propriétés vitales et parfaitement à l'abri de l'action des remèdes.

Cependant tous les médecins disent, avec raison, que l'on peut guérir de la phthisie. Comment ? Simplement en aidant la nature par un régime hygiénique, lequel varie suivant le tempérament du malade et le milieu où il vit.

Depuis quelque temps, les guérisons sont nombreuses. Pour son compte, le docteur Blanc en a opéré de merveilleuses. Il les a consignées dans son ouvrage, avec tous les détails nécessaires pour guider les malades.

C. FERRAND.

NOTICE

SUR LES PROPRIÉTÉS MÉDICINALES

DE LA

FEUILLE DE CHOU

ET SUR SON MODE D'EMPLOI.

———————

> Le chou pourrait être, en thérapeu-
> tique, ce qu'est le pain dans l'ali-
> mentation.
> Le chou, c'est la médecine des pau-
> vres, c'est une médecine providen-
> tielle : Je m'en servirai. (Paroles de
> M. SAUNIER, agriculteur, Drôme).

Les feuilles de chou contiennent des vertus curatives
d'une grande efficacité et d'une fréquente application. J'en
ai fait souvent, j'en fais habituellement l'expérience. Des
personnes recommandables à qui je les ai conseillées, en
ayant retiré un grand avantage, m'ont fortement pressé d'é-
crire une notice où je rappellerais les guérisons que j'ai
obtenues par ce crucifère, et où j'indiquerais la manière de
s'en servir. Elles prétendaient que je rendrais, par ce travail, un grand service à l'humanité.

Tel n'avait pas été mon dessein. J'avais désiré présenter
à l'Académie de médecine un recueil de guérisons obtenues par ce végétal. Ces guérisons appartenant à des maladies fort graves, ayant été promptes et faciles, devaient,
j'en avais l'espérance, porter cette Société savante à les

1

contrôler. Ce contrôle, en confirmant mes appréciations sur
la feuille de chou, aurait augmenté la confiance en elle et
en aurait étendu l'usage. Mes efforts pour intéresser l'Académie de médecine ayant été vains, j'ai résolu de suivre le
conseil qui m'a été donné. Puisse mon travail obtenir le
résultat promis : être utile à ceux qui auront le courage
de se servir d'une plante aussi vulgaire que la plante de
chou !

En effet, être rare, venir d'un pays éloigné, porter un
nom inconnu, bizarre, avoir été analysé, avoir subi des
préparations d'une main habile et savante, avoir une valeur vénale, sont autant de considérations qui donnent du
prix à un médicament, et dont est entièrement dépourvue
la feuille de chou. Quelle plante plus commune et d'une
culture plus facile? défauts que le chou ne rachète ni par
sa forme ni par son mode d'emploi.

Pour affirmer que la feuille de chou a la puissance de
guérir vite et bien des maladies graves, nombreuses, de
différente nature, il faudrait être d'une témérité touchant
à la démence, ou avoir en faveur de la thèse les faits les
plus évidents; or, ces faits abondent.

J'ignorais, et le grand nombre partage cette ignorance,
j'ignorais en quel grand honneur était le chou dans l'antiquité; c'était une panacée pour elle. Pendant six cents ans,
les Romains, n'ayant pas de médecine, se servaient du chou
dans toutes leurs maladies. Ils l'employaient comme purgatif et dépuratif; ils en préparaient des cataplasmes. C'était
avec le chou que les soldats pansaient leurs blessures. Caton l'a employé comme un spécifique contre la peste. Les
Romains sembleraient l'avoir établi le gardien de leur
santé, et grâce à lui, grâce à leurs bonnes mœurs surtout,
elle fut florissante pendant six cents ans ; mais ensuite,
corrompus par les richesses des nations, leurs maladies se
multiplièrent et ils eurent besoin des médecins pour en

guérir. Dans cette décadence, le chou, qui leur avait rendu de si grands services fut oublié.

Voici comment j'ai été conduit à me servir de la feuille de chou et comment j'en ai multiplié les applications :

C'était en 1851, j'avais à traiter un ulcère siégeant sur l'un des membres pelviens. Considérant combien cet ulcère était engorgé, combien les téguments à l'entour et dans un rayon fort étendu, étaient rongés, enflés et garnis de croûtes sur plusieurs points ; jamais, pensai-je, de guérison possible avec de pareils tissus, un dégorgement préalable est nécessaire. Dans le dessein de le provoquer, j'appliquai sur l'ulcère des feuilles de la sauge des prés. Quelle fut la raison de ma préférence ? J'avais une indication à remplir et je lui cherchais un agent. Mon premier choix ne fut pas heureux, car après plusieurs jours de l'application de la sauge, l'ulcère n'avait subi aucun changement.

Poursuivant mes recherches, je remplaçai la feuille de la sauge des prés par celle de chou, n'ayant encore aucun motif de préférence. Après une demi-journée de cette nouvelle application, j'observai un phénomène qui m'étonna et me ravit.

L'ulcère, les téguments à l'entour, dans un état de sécheresse auparavant, avaient, sous les feuilles, sécrété une sérosité sanieuse et abondante, qui se continuant ensuite sous de nouvelles feuilles, a entraîné, dès les premiers jours, les impuretés dont ils étaient couverts ; l'ulcère dont les bords s'étaient affaissés, prit une teinte rosée ; la jambe légèrement rouge, enflée, reprit sa couleur et ses proportions normales. Enfin l'ulcère, ainsi traité, s'est cicatrisé promptement, et sa cicatrice était de la plus belle apparence. Le crucifère avait dépassé toute prévision, toute espérance ; il avait bien vite dégorgé le membre et l'ulcère, de plus, il en avait hâté, et, pourrait-on dire, il en avait précipité la guérison.

De nouveaux essais étant suivis des mêmes résultats, je cherchai à expliquer comment les ulcères, qui sont généralement rebelles à toute médication, guérissent si facilement sous la feuille de chou, et je me suis arrêté à cette pensée : les ulcères ainsi guéris avaient pour cause un principe dartreux ou rhumatismal, dont le chou, grâce au soufre qui entre dans ses éléments, peut triompher avec facilité. Mais après avoir, pendant plusieurs années, appliqué, avec un égal succès, la même médication à tous les ulcères qui se présentaient à l'hospice de Romans, ne pouvant admettre qu'ils reconnussent tous les mêmes causes, j'ai dû modifier ma théorie.

Sous la feuille, immédiatement et toujours, s'opérait une abondante sécrétion variant avec la nature de l'affection en traitement, et après ce phénomène venait la guérison. Ainsi, abondante sécrétion, amélioration prompte, puis guérison. L'ordre, la constance de ces faits, me portaient à croire que les ulcères guéris par ce procédé étaient causés par un vice particulier dont l'expulsion, provoquée ou hâtée par le crucifère, avait la guérison pour conséquence ; d'après ce principe fondamental, la cause cessant, son effet disparaît.

La guérison des ulcères par la feuille de chou m'a décidé, plus tard, à m'en servir dans une foule d'autres cas. Ainsi l'ulcère peut se compliquer d'inflammation érysipélateuse ; or la feuille fait céder promptement cette complication, d'où j'ai conclu à son utilité dans l'érysipèle simple, puis dans l'érysipèle phlegmoneux et gangreneux. Cette conclusion s'étant vérifiée par des succès rapides et constants, je me suis cru autorisé à l'employer contre la gangrène, et ensuite dans le traitement des plaies, des blessures virulentes. Ma réussite, dans ces derniers cas, me portait à croire à l'efficacité du chou contre les piqûres par un instrument imprégné d'un liquide tenant en suspension des matières animales en putréfaction, contre le charbon, la fièvre purulente, la morsure des ophidiens et contre la rage.

De ces déductions, les premières sont justifiées par des faits, par des guérisons, mais les dernières doivent paraître excessives en offrant un remède en toute disproportion avec les maladies à guérir. Cependant plusieurs de mes dernières déductions sont déjà confirmées. Quand je les ai formulées, j'avais d'ailleurs acquis la conviction que la feuille guérit par son affinité pour les principes viciés dont l'effet est d'engendrer des maladies dans l'organisation humaine. Peut-être reviendrai-je sur ce point de doctrine.

Appuyé sur elle et partant toujours de la guérison des ulcères, mais suivant une autre direction, j'en ai tiré des conséquences également fécondes. Voici comment :

L'ulcère naît souvent de vésicules ou de pustules, or le chou guérissant l'ulcère, autrement dit les vésicules ou les pustules ulcérées, doit les guérir elles-mêmes et prévenir la formation de l'ulcère. Des succès constants ont justifié cette induction. Dans un cas les pustules étaient d'origine suspecte ; leur guérison prompte, sous la feuille de chou, me porta à l'employer dans les manifestations secondaires et tertiaires d'une maladie spéciale et virulente, et j'en ai obtenu de rapides guérisons.

La sécrétion constante, séreuse ou purulente, dans les ulcères traités par le crucifère, m'ayant paru le fondement de leur guérison, j'en ai conclu qu'il servirait puissamment à celle de la variole en aidant à la suppuration. L'expérience a encore confirmé cette conclusion. Comme dans la variole, il y a dans les autres exanthèmes cutanés, une poussée vers la peau, et le chou, en la favorisant, doit contribuer à la guérison de ces maladies. La vérité de ce raisonnement a reçu sa confirmation en ce qui concerne la rougeole, la miliaire, le zona. Mais la nature est simple dans ses moyens, et nul doute que la scarlatine ne suive la même loi. L'anthrax lui-même, fort heureusement, n'y échappe pas. Il en est ainsi de plusieurs espèces de dartres et de teignes.

L'érysipèle, qui guérit parfaitement sous les feuilles de chou, peut, quand il est traité par d'autres moyens, laisser, après sa guérison, des douleurs nerveuses dans son siège, et surtout dans le cuir chevelu. Ces douleurs cèdent promptement à des applications de feuilles de chou. J'en rapporterai deux exemples dans cette Notice. Mais alors ponrquoi d'autres douleurs nerveuses, des névralgies, ne suivraient-elles pas cette condition? Et j'ai employé ce végétal contre la névralgie dentaire, contre la névralgie faciale, etc., avec un complet succès.

La céphalalgie idiopathique ou indépendante d'une affection fébrile ou d'une inflammation viscérale, les douleurs rhumatismales, rhumatoïdes, la goutte, la courbature, sont justiciables de la feuille de chou.

Le chou qui est très puissant dans le traitement des névralgies, seraient-elles intermittentes, ne pourrait-il pas guérir de la fièvre paludéenne? C'est chose à expérimenter. En tout cas le chou serait ici, par des applications sur l'abdomen, un puissant auxiliaire du sulfate de quinine.

Jusqu'ici il n'a pas été fait mention des maladies des viscères; il ne m'était pas venu en pensée de les attaquer par cette plante vulgaire, quand, en mai et en juin 1874, j'ai dû le faire, à la demande des malades, et avec succès. Ces nouveaux faits sont à la fois curieux et instructifs. J'en donnerai les détails incessamment.

Le catalogue des maladies pouvant guérir par le crucifère doit paraître bien rempli. Cependant il ne comprend pas le genre tumeur où son action est efficace. De plus on pourra l'augmenter indéfiniment, l'expérience et la bonne volonté aidant. En vérité, c'est merveilleux et incroyable, dira le grand nombre. Que l'incrédule expérimente, rien de plus facile; le chou est abondant et les maladies où je l'emploie se rencontrent fréquemment; l'application du végétal est externe, elle est facile; l'action en est prompte, d'une parfaite innocuité, on peut la constater et la suivre de l'œil. Ainsi les raisons de mettre la plante à l'épreuve sont nombreuses et je défie d'en produire une seule qui en dissuade.

Pour établir l'efficacité du chou comme je la proclame, mes preuves seraient nombreuses. Ne pouvant les donner toutes, je ferai un choix et ce choix portera souvent sur des maladies fort graves dans leur espèce, et même que toute autre médication avait été impuissante à guérir. Mes preuves seront de bonne nature, bien acceptables ; ce sont des guérisons obtenues, pour le plus grand nombre, dans mon service à l'Hôtel-Dieu de Romans. C'est là que j'ai institué et développé mes expériences, sans jamais nuire aux malades. A l'hospice et au-dehors, elles me valurent d'abord tout autre chose que des louanges. Que les temps sont changés ! Depuis plusieurs années on cultive tout exprès, dans le jardin de l'hospice, le chou médicinal, et quelques-uns de mes très honorables confrères de la ville de Romans, ne craignent pas de donner au système leur approbation par l'usage qu'ils font du précieux végétal.

Voici le plan que je suivrai dans cette Notice : premièrement je dirai comment, avec quelles précautions j'emploie la feuille de chou; en second lieu, je rapporterai les guérisons qui en prouvent l'efficacité; puis je terminerai par quelques considérations sur ses propriétés curatives, sur son mode d'action, et j'en déduirai de nouveaux principes de thérapeutique générale.

———

MANIÈRE D'EMPLOYER LA FEUILLE DE CHOU.

Les Romains, chez qui le chou était employé à l'intérieur et à l'extérieur, se servaient de la plante entière et la
soumettaient à la cuisson. J'ignore comment procédait le
professeur Récamier dans la préparation des cataplasmes de
cette plante pour combattre le rhumatisme.

Quant à mon mode d'emploi du chou, il consiste en application externe de la feuille seule, à l'état naturel, sans
aucune addition. Toutes les espèces de chou peuvent être
utiles, mais le chou Milan m'a paru, entre toutes celles que
j'ai employées, l'espèce la plus efficace, et parmi ses feuilles,
les plus vertes, les plus franches, les mieux nourries sont
les plus actives. Le chou rouge, tant apprécié communé-
ment, est loin de valoir le chou Milan. Une précaution vulgaire est de laver la feuille avant de s'en servir.

Veut-on les appliquer sur de larges surfaces, sur la poitrine, le dos, les épaules, l'abdomen? On laisse les feuilles
entières; on enlève la partie saillante de la nervure centrale, puis on roule la feuille avec une bouteille ou tout autre objet propre à cet effet, pour l'assouplir et en écraser les
petites nervures. Avant l'application on les fait tiédir; on
peut en mettre plusieurs l'une sur l'autre; enfin on les fixe
par un bandage.

Veut-on, au contraire, en pratiquer l'application sur une
région, sur un membre peu développé? Qu'on divise les
feuilles par moitié, par bandes plus ou moins larges, selon
les dimensions de la partie à recouvrir; qu'on les roule, et,
les ayant fait tiédir, qu'on les applique de manière à ce
qu'elles se superposent. Un bandage termine l'opération.

Mais c'est dans le pansement des plaies et des ulcères
qu'il importe d'user des plus grandes précautions. Des
feuilles à nervures proéminentes, fussent-elles roulées avec

soin, blesseraient encore la plaie et causeraient les plus vives douleurs. On en verra des exemples. Il faut, dans ces cas, choisir les feuilles sur de jeunes sujets, tailler à distance de la nervure centrale des bandelettes larges de trois à quatre centimètres et de toutes longueurs. A défaut de jeunes feuilles, on choisira, sur les vieux sujets, des feuilles lisses; on taillera les bandelettes sur les bords ou entre les nervures latérales de ces feuilles. Les bandelettes doivent être ensuite roulées légèrement, et appliquées à la façon dont les couvreurs placent les tuiles. Grâce à cette disposition imbriquée, la plaie ou l'ulcère sera en contact avec le chou sur tous les points, et le pus ou la sérosité trouvera son issue entre les bandelettes. Celles-ci doivent dépasser la plaie en tous sens et ne pas faire de plis; un pli, en effet, même imperceptible, pourrait provoquer une douleur intolérable. La même recommandation est applicable aux compresses.

Règle générale, dans les cas ordinaires, on renouvelle le pansement matin et soir. Dans les cas d'une gravité exceptionnelle, on le renouvellerait plus fréquemment. Voici le procédé : On prépare tout ce qui est nécessaire à l'opération : feuilles, demi-feuilles, bandes ou bandelettes, de l'eau tiède, à laquelle, quand on a un ulcère, une plaie fétide ou virulente à traiter, on ajoute de la solution de chlorure de chaux, ou quelques gouttes d'acide phénique; cette addition est utile, non nécessaire. On fait des lotions sur tous les points qui ont été recouverts du topique; on essuie doucement, quand il s'agit de plaie ou d'ulcère; puis on applique les feuilles et les autres éléments du nouveau pansement avec les précautions précédemment indiquées; c'est là tout le secret.

GUÉRISONS.

Je suivrai, dans l'exposition des faits, l'ordre alphabé-

2.

tique, me réservant d'y déroger, au début, pour rappeler
tout d'abord et d'un trait, des guérisons obtenues chez des
militaires qui, à deux époques différentes, avaient été évacués des hôpitaux militaires de Lyon sur l'hospice de Romans ; deux le 6 novembre 1871, et huit le 23 avril 1874.

1re Guérison. Vésicules.

Le 6 novembre 1871, je fais ma première visite à Poisvarat, du 21e de ligne, dont voici les antécédents.

Dans le courant d'octobre précédent, il entrait à l'hôpital
des Collinettes, à Lyon, pour des vésicules groupées et siégeant en avant de la malléole interne du pied droit. On y
appliqua des cataplasmes sous lesquels les vésicules se dé-
chirèrent, puis le derme, mis à nu, fut pansé par un onguent qui, dit Poisvarat, *séchait le mal, mais le mal reve-
nait par dessous.* Ses douleurs étaient violentes ; elles l'em-
pêchaient de dormir et l'obligaient de garder le lit.

Les douleurs de Poisvarat n'ont pas diminué ; cette nuit
encore il n'a pas dormi. Voici l'état de son pied droit :
l'articulation tibio-tarsienne et le cou-de-pied sont enflés ;
sur la malléole interne et en avant, dans un rayon de huit
centimètres, sont de larges écailles épidermiques, au centré
desquelles est une croûte blanchâtre de cinq centimètres de
diamètre ; le malade a bon appétit du reste.

J'applique des bandes de feuille de chou, larges de 7 à 8
centimètres, se superposant et recouvrant le côté interne et
le dos du pied. Le soir, après avoir fait des lotions, je fais
la même application de bandes de feuilles.

La nuit suivante ressemble aux précédentes, le malade
ne dort pas. Au pansement du matin, le 7, les feuilles correspondantes aux surfaces malades, sont mouillées de sérosité et couvertes d'écailles et de la croûte qui était à leur
centre ; celle-ci cachait des ulcérations. Je répète mon pan-

sément de la veille et je le continue les jours suivants. Sous les feuilles c'est, pendant quelque temps, la même sécrétion. Mais les douleurs bientôt diminuent, et dès le troisième jour de ce pansement le malade peut dormir; le 11 novembre, le 5ᵉ du traitement, Poisvarat se lève et marche sans souffrir; le 14, la suppuration est tarie, les ulcérations cicatrisées, et Poisvarat guéri. Son pied est entièrement désenflé et la couleur des téguments est normale. Huit jours d'application de feuilles avaient suffi.

Je ne ferai suivre cette guérison d'aucune réflexion.

On l'a vu, je procédais moi-même aux pansements. je faisais les lotions et j'appliquais les feuilles. J'aurais craint en les confiant à un infirmier, qu'il y mît peu de soin et qu'il en compromît l'issue. Cette pratique, je l'ai suivie régulièrement; je ne m'en suis départi qu'à de rares exceptions, et encore j'ai eu lieu de m'en repentir. Je voulais obtenir du chou tout ce qu'il peut donner et m'assurer de son utilité, pour la proclamer ensuite avec connaissance de cause.

2ᵉ Guérison. Céphalée

(douleurs violentes du crâne)

L'Hôtellerie, du 7ᵉ de ligne, venant de l'hôpital des Collinettes, à Lyon, entrait aussi à l'hospice de Romans le 5 novembre 1871. Il souffrait d'une céphalée dont voici l'histoire :

Le 20 septembre précédent, à la suite de frissons, de courbature et de douleurs de tête, l'Hôtellerie prit à la face un érysipèle qui s'étendit au cuir chevelu. Il avait été purgé à l'ambulance, et le 26 septembre il fut envoyé à l'hôpital des Collinettes. Il y fut traité par des applications de compresses trempées dans un liquide qui, suivant le malade, brunissait au contact de l'air. Huit jours de ces applications suffirent pour faire disparaître l'érysipèle du cuir chevelu, mais après survinrent la chute des cheveux et des douleurs sur le crâne, violentes et générales.

Aujourd'hui, 6 novembre, les douleurs de l'Hôtellerie ont la même violence ; s'il se baisse elles redoublent. Le malade a des étourdissements ; son appétit est excellent. Le 6 et le 7 il prend des bains de pieds sinapisés ; au lit, il a la tête élevée.

Ces deux jours de ce traitement étant sans résultat, le 8, je recouvre la tête de l'Hôtellerie de feuilles de chou. Cette opération est ensuite, avec lotion, répétée matin et soir ; d'abord les feuilles sont couvertes de sérosité, puis elles cessent de l'être, et le 6e jour de ce traitement, le 14 novembre, l'Hôtellerie n'éprouve aucune douleur, même quand il se courbe jusqu'à terre. Il est donc guéri, si bien guéri, que restant encore près d'un mois à l'hospice à attendre un congé de convalescence pour sa calvitie, il n'a pas le plus léger ressentiment de sa céphalée.

Cette guérison mérite qu'on s'y arrête, moins pour en admirer la perfection et la promptitude, que pour en saisir le mécanisme, lequel comprend le fondement du système, c'est-à-dire le mode d'action de la feuille et en quoi consistent ses propriétés.

Pour déterminer l'Hôtellerie à accepter le traitement par les feuilles de chou, je le prévins que l'humeur qui avait causé son érysipèle, refoulée par un liquide astringent, était retenue dans la peau du crâne et donnait lieu à ses douleurs, tandis que les feuilles en provoqueraient la sortie et le guériraient. Ces prévisions, en se réalisant, expliquent le système et le prouvent. J'aurai à y revenir. — Vont suivre les huit guérisons de militaires, évacués le 20 avril 1874 des hôpitaux de Lyon, alors encombrés, sur l'hospice de Romans.

3e Guérison. Céphalée.

Elle ressemble beaucoup à celle qui précède, seulement elle a moins de gravité.

Arson, du 53e de ligne, était entré, le 1er avril 1874, à l'hôpital militaire de Lyon, pour un érysipèle de la face et du cuir chevelu. J'ignore quel en fut le traitement, mais à son entrée à l'hospice de Romans, l'enflure et la rougeur érysipélateuse avaient disparu, et sa tête, garnie de croûtes, était douloureuse. Le 3 avril, je la recouvre de feuilles de chou ; deux fois par jour je répète cette opération. Les feuilles et la tête sont mouillées de sérosité, les croûtes sont entraînées avec des cheveux ; les douleurs se calment en cinq ou six jours de ce traitement.

Arson a séjourné à l'hospice pendant plusieurs semaines : il attendait un congé de convalescence ; sa guérison ne s'est pas démentie.

4e Guérison. Névralgie faciale.

Augagne, 28 ans, du 115e de ligne, jouisssait d'une santé florissante. Le 15 février 1874 il prit, sans cause connue, des douleurs nerveuses au côté droit de la face. Ces douleurs étaient si violentes qu'Augagne se roulait sur le parquet de l'hôpital militaire, où il avait été immédiatement admis. Il y fut traité pendant quinze jours par le sulfate de quinine ; il en fut soulagé. On le traita ensuite, pendant vingt-neuf jours, par le bromure de potassium. Cette seconde médication apporta à Augagne un nouveau, mais léger, soulagement.

A l'hospice de Romans, Augagne se plaint de douleurs continues et brûlantes, de douleurs lancinantes dans tout le côté droit de la face. La plus légère pression y est très douloureuse. Dès le 30 avril, je fais des lotions et j'applique des feuilles sur la région malade. Je renouvelle ce pansement matin et soir. Les premiers jours, les feuilles et la figure sont mouillées. Le 6 mai, Augagne refuse les feuilles, il ne souffre plus ; il est guéri de sa névralgie. A l'occasion d'une autre affection, Augagne prolonge son séjour à l'hospice et il en sort le 25 juin suivant, sans avoir ressenti de sa névralgie la plus légère atteinte ; dix jours d'application de feuilles de chou l'en avaient complètement délivré.

5ᵉ Guérison. Eczéma.

Audemard, 23 ans, du 5ᵉ hussards, sujet, dans son enfance, aux gourmes et aux engorgements glandulaires, prit vers le milieu de mars 1874, sans symptômes précurseurs, des pustules aux deux avant-bras. Elles s'étendirent et se développèrent rapidement. A l'hôpital militaire de Lyon, où il fut bientôt admis, son affection fût combattue par la pommade au goudron premièrement, puis par la cautérisation avec la teinture d'iode d'abord, ensuite avec le nitrate d'argent. Ces cautérisations causaient une vive inflammation que l'on combattait par des cataplasmes émollients. Au témoignage d'Audemard, cette suite de médications ne servit qu'à aggraver sa maladie. Voici son état le 30 avril :

Audemard a les deux avant-bras enflés et recouverts d'une croûte sèche, jaunâtre, épaisse, unique, s'étendant du cinquième inférieur du membre jusqu'au coude, pour le bras gauche, et à plusieurs centimètres au-delà du coude, pour le bras droit qui, grâce à cette disposition, est au quart fléchi. Audemard souffre peu, mais il éprouve des démangeaisons qui l'exaspèrent.

J'enveloppe les avant-bras de demi-feuilles et de compresses, un bandage roulé complète ce pansement qui, précédé de lotions à l'eau pure, est ensuite répété matin et soir. Une sécrétion séreuse, très abondante, s'opère dès les premiers pansements, et le troisième jour, les croûtes ayant été ramollies et enlevées, la peau qui en était recouverte apparaît rouge et pointillée d'ulcérations. Audemard prend de la fièvre, mais elle ne dure pas. Le 10 mai, les ulcérationssont toutes cicatrisées et la peau blanchit ; les démangeaisons ont diminué et Audemard peut étendre son bras droit.

Le croyant guéri, à la fin de mai, je suspendis mes applications de feuilles, mais dans la nuit du 4 au 5, Audemard éprouve des démangeaisons, suivies bientôt de très petites pustules blanchâtres. Je reviens aux applications de feuilles. Elles provoquent une sécrétion de sérosité moins abondante que la première et de courte durée. Le 10 juin, l'avant-bras gauche paraît guéri ; j'y suspends les applications de feuilles et je les continue encore sur le bras droit jusqu'au 15 suivant. Les démangeaisons ont cessé partout ; les téguments sont de couleur naturelle. Si Audemard éprouve des démangeaisons on les combattra par des lotions à l'eau vinaigrée. Mais on n'a pas recours à ce moyen. A la fin de juin Audemard ne présentait aucune trace de son eczéma ; il avait mis six semaines à en guérir.

Une chose à remarquer dans la guérison d'Audemard, c'est une nouvelle apparition des pustules, quand on les croyait guéries. Cela s'explique par la raison que le principe, cause de l'eczéma, n'ayant pas été épuisé par une première série d'applications de feuilles, provoque une dernière éruption dont de nouvelles applications font prompte justice. Une troisième, une quatrième éruption, de moins en moins importante, aurait pu avoir lieu : elle aurait toujours cédé aux feuilles de chou.

6° Guérison. Plaques muqueuses.

Un écart, en mars 1872, fut l'origine de cette maladie Le

malade dut, quelques jours après son accident, entrer à l'hôpital militaire de Lyon ; il en sortit, guéri en apparence, après un traitement de 75 jours.

En décembre 1873, il rentrait dans le même établissement, pour une roséole syphilitique. Comme il était en traitement pour cette manifestation, il prit des plaques muqueuses dans la bouche. Le 18 février suivant, après un traitement de deux mois, X. sortit de l'hôpital, roséole et plaques muqueuses ayant disparu. Mais, en mars, les plaques reparaissaient seules et, le 10 avril, X. fit sa troisième entrée à l'hôpital militaire de Lyon. Il y subissait un traitement local par la cautérisation au nitrate d'argent, et un traitement général dont j'ignore les éléments, quand, le 29 avril, il fut évacué sur Romans.

Le jour suivant, nous sommes en présence. X. appartient à la 7e section des ouvriers militaires : il est doué d'une grande force musculaire ; il a de l'embonpoint et peu de souci. Il souffre cependant. A droite la joue est enflée et la commissure des lèvres est crevassée. Du même côté, la muqueuse de la lèvre supérieure et les muqueuses des gencives correspondantes sont seulement rouges et enflées. X ne saurait ouvrir la bouche, je ne puis donc constater l'état de cette cavité. Cette difficulté d'ouvrir la bouche le gêne beaucoup et l'empêche de satisfaire son grand appétit. Je lui prescris d'abord l'iodure de potassium en solution, et une tisane sudorifique.

Le 4 mai, X étant dans le même état, je lui propose de le traiter par les feuilles, traitement qui, sous ses yeux, a été utile à plusieurs. Il accepte et aussitôt j'applique sur sa lèvre supérieure une double bandelette, ayant la largeur de la lèvre et une longueur indéterminée, et sur sa joue de larges bandes de feuilles de chou, que je maintiens en place par un bandage approprié.

Au pansement du soir tout l'appareil et les téguments qui

en sont recouverts, sont mouillés par de la sérosité. Après des lotions, j'applique de nouvelles bandes et bandelettes. Ce pansement est répété matin et soir.

Le 8 mai, X cesse tout traitement interne ; il en a fait un si long üsage à Lyon. Le 10, X éprouve un grand soulagement, il peut ouvrir la bouche ; il parle, mange et boit à son aise. Je reconnais alors que la muqueuse de la joue, à droite et en haut, est couverte de plaques muqueuses jusqu'au voile du palais.

Le 15 mai, la bouche, la joue de X. sont désenflées ; la crevasse de la commissure des lèvres est cicatrisée, et le 31 mai X ne présente pas de traces de sa maladie. Dès lors je suspends l'emploi du chou et je garde le malade pour l'observer.

Le 12 juin, apparait une plaque muqueuse qui prend bientôt les dimensions d'une pièce de 50 centimes. Elle a peu de profondeur et sa base n'est guère enflammée. Je reviens aux feuilles de chou. Trois jours après je cautérise la plaque muqueuse une seule fois avec du nitrate acide de mercure ; le 22 juin, elle était guérie. Ici, comme chez Audemard, un retour de la maladie dont la guérison est alors facile,

Une guérison du même genre viendra à son rang. Je la ferai suivre de quelques réflexions sur le mode de traitement par les choux, appliqué à la syphilis.

7e Guérison. Douleur de côté et péripneumonie. Névralgie dentaire

Poussard, 35 ans, du 12e cuirassiers, traité à l'hôpital militaire de Lyon pour une pleuro-pneumonie, côté gauche, paraissait entrer en convalescence quand il fut évacué sur Romans. Pâle, amaigri, le corps incliné à gauche, il se traînait, le dernier de tous, de la gare à l'hospice de cette ville.

30 avril. Poussard éprouve de la gêne dans la respiration ;

il tousse souvent et expectore abondamment ; ses crachats sont muqueux. Il se plaint de vives douleurs dans le côté gauche de la poitrine. Là, le son est mat et la respiration obscure, pas d'égophonie. Un large vésicatoire est appliqué sur le point douloureux ; il suppure abondamment pendant 15 jours et procure au malade un soulagement notable.

Dans la nuit du 14 au 15 mai, Poussard prend à la figure du côté gauche, une névralgie et un engorgement dentaires. On y applique des cataplasmes émollients jusqu'à ma visite du soir, le 16 courant. Alors, comme la douleur et l'engorgement n'ont pas changé, je remplace les cataplasmes par des feuilles de chou.

A ma visite du matin, le 17, Poussard me dit : « Docteur, hier, trois heures après l'application des feuilles, je ne souffrais plus, et, en ce moment, ma joue est presque entièrement désenflée. » Je constate le fait, et, le 18, le dégorgement est complet. Mais comme il souffre encore de son côté, je lui propose l'application d'un second vésicatoire ou d'un cautère, à son choix. Poussard se réserve d'y réfléchir et la pose du révulsif est ajournée.

Le 15 juin Poussard m'interpelle d'un air triomphant et un peu narquois : Je suis guéri, docteur. — Et qu'avez-vous fait ? — Le 5 juin, j'ai commencé à m'appliquer des feuilles de chou sur mon côté malade : les douleurs s'y sont bientôt calmées et se sont portées derrière l'épaule : je les ai poursuivies par des feuilles et me voilà guéri. Depuis quelques jours j'en applique à Barrat, qui va déjà mieux. » — Je consacre à celui-ci l'article suivant :

8e Guérison. Douleur de côté à la suite d'une pleurésie.

Barrat, 23 ans, du 127e de ligne, dont le bulletin porte : épanchement pleurétique du côté gauche, est arrivé très amaigri, toussant beaucoup et se plaignant de vives douleurs dans le côté gauche. De ce côté, la poitrine est moins sonore qu'à droite, la respiration s'y fait entendre et il n'y a pas d'égophonie. Je fais appliquer sur ce côté un large vésicatoire qui, pendant trois semaines, suppure abondamment. Le 10 juin, il souffrait encore de son côté ; Poussard lui appliqua alors des feuilles de chou. Le 24 juin, Barrat se déclarait guéri.

L'intervention de Poussard ne s'est pas bornée à Barrat ; nous la retrouverons dans les deux cas suivants où il joue seulement le rôle de conseiller.

9° Guérison. Diabète sucré.

A gauche de Poussard couchait Sabatier, 23 ans, du 19e de ligne. Depuis un an il était très altéré et urinait fréquemment, puis, étant pris d'anasarque, il fut, le 15 février 1874, admis à l'hôpital militaire de Lyon, où il fut traité par les eaux de Vichy.

A son arrivée à l'hospice de Romans, le 29 avril, l'anasarque de Sabatier avait disparu. Cependant ses jambes, qui sont douloureuses, enflent, quand il se lève, et désenflent, la nuit. La marche le fatigue et l'oppresse. Il souffre de la tête, son sommeil est agité. Sa langue est saburrale et sa bouche mauvaise. Son altération et son appétit marchent de pair et sont extrêmes. Il pourrait, me dit Poussard intervenant bientôt, toujours boire et toujours manger. Ses urines, de 7 à 8 litres par 24 heures, sont écumeuses, féculentes, pultacées et fort sucrées, au dire du malade. Il est constipé, enfin son ventre est enflé et il en souffre.

Je lui prescris des cataplasmes sur l'abdomen, une limonade vineuse et une potion calmante chaque soir. Ce traitement est suivi jusqu'au 18 mai sans aucune apparence de changement dans l'état du malade.

Cè même jour, suivant les conseils de son ami Poussard, dont l'enflure à la joue a cédé promptement sous les feuilles de chou, il me prie de lui en appliquer sur le ventre. « Il est enflé, » me disent de concert Poussard et Sabatier, estimant, paraît-il, que leur enflure est de même nature, et que l'une ayant cédé aux feuilles de chou, l'autre doit céder au même agent.

Cette demande me plaît. Curieux de voir avec exactitude ce qui résultera d'une pareille tentative, je prends d'abord la circonférence de l'abdomen. Elle est de 81 centimètres. La fluctuation est du reste manifeste dans cette cavité.

Après ces préliminaires et selon le désir de Poussard et de Sabatier, immédiatement, je recouvre de feuilles l'abdomen de ce dernier. Ainsi l'opération fut prompte ; elle fut aussi facile, car j'ai presque toujours des feuilles en réserve dans mon service. Le soir, comme l'abdomen et les feuilles sont mouillées, je fais des lotions avant d'appliquer de nouvelles feuilles. Je répéterai ce pansement matin et soir, Sabatier continuera de prendre sa limonade vineuse et sa potion calmante, le soir.

Après quatre jours de ce traitement, le 22 mai, Sabatier souffre moins de son ventre qui est moins tendu : mais il se plaint de ses reins : c'est la première fois. J'y applique des feuilles et j'en continue l'application sur l'abdomen. Le 24 j'en prends la circonférence ; elle est de 68 centimètres, et la fluctuation n'est plus sensible dans la cavité péritonéale.

Ce jour-là, Sabatier me dit souffrir fort peu du ventre et des reins, mais il ajoute qu'il a des douleurs dans les jambes et qu'il faut les envelopper de chou. Je le satisfais.

Soif et appétit n'ont pas varié ; les urines sont toujours abondantes, mais moins féculentes et moins sucrées. — La limonade vineuse est remplacée par de l'eau pure étendue d'une faible proportion d'eau-de-vie. Aux repas le malade ajoutera de ce mélange à sa portion de vin.

Cet ensemble de moyens nous réussit. La soif et l'appétit de Sabatier diminuent progressivement ; ses urines perdent peu à peu leurs caractères morbides. Il peut rester levé plus longtemps et ses jambes n'enflent pas et ne lui causent aucune douleur. Les forces et la gaîté lui reviennent. Enfin, les 2 et 3 juin, les urines de Sabatier sont à l'état normal sous tous les points de vue. Son congé de convalescence arrivant le même jour, il veut partir absolument. J'aurais bien désiré garder Sabatier pendant quelques jours et connaître la suite de ce traitement. Je lui avais fait promettre de m'écrire ; il n'a pas tenu sa promesse.

L'amélioration de Sabatier s'est-elle maintenue ? Est-il définitivement guéri ? Quoi qu'il en soit de cette incertitude, le résultat obtenu chez Sabatier (il est dû à Poussard d'avoir été tenté), est surprenant à bien des titres.

Sabatier avait un épanchement péritonéal ; il souffrait dans l'abdomen, dans les reins, aux jambes. Celles-ci s'engorgeaient par la station, par une marche de quelques instants. Ses urines, de 7 à 8 litres par 24 heures, étaient sucrées, féculentes, pultacées, et tous ces symptômes cèdent à des feuilles de chou, les premiers successivement, et chacun en quelques jours, et les derniers en 16 à 17 jours. En vérité, c'est merveilleux ! Quel a été, dans ce succès, le rôle de l'eau alcoolisée ? En tout cas, un traitement semblable, inoffensif, économique, serait toujours à tenter dans une maladie d'une cure aussi difficile que le diabète.

10° Guérison. Douleurs rhumatismales.

Arnaudet, 27 ans, du 20° de ligne, avait habité l'Afrique en qualité de colon et de soldat. Une fièvre contractée dans ce pays avait affaibli sa santé jusque-là robuste. Pendant la campagne de l'Est, sous le général Bourbaki, il prit des douleurs dans les membres inférieurs et tout particulièrement dans les genoux. A Lyon, son séjour habituel était l'hôpital ou l'infirmerie. « On ne sait plus que vous faire, » disaient les médecins. Ils se proposaient de l'envoyer aux eaux.

Dès le 30 avril, Arnaudet fut traité à l'hospice de Romans par des frictions et par la tisane nitrée. Le 25 mai, il était toujours dans le même état. Mis en train par Poussard, il me prie de lui envelopper les genoux de feuilles ; j'y procède à l'instant, c'est le matin. Le soir, les feuilles et les genoux sont mouillés. Je lave ceux-ci et j'applique de nouvelles feuilles ; je procède ainsi matin et soir.

Le 5 juin Arnaudet me déclare que ses genoux ne le font plus souffrir et il ajoute qu'il souffre dans les mollets. Ces douleurs, dit Arnaudet, ne sont pas nouvelles, mais elles sont si légères en comparaison de celles des genoux qu'il ne les croyait pas dignes d'attention ; aujourd'hui il les apprécie. En conséquence, je fais mes applications sur les genoux et sur les mollets. — Le 20 juin, Arnaudet était complètement guéri.

Arnaudet clôt la liste des militaires qui, ayant été, le 29 avril 1874, évacués de Lyon sur l'hospice de Romans, ont été, dans ce dernier établissement, traités tous avec un succès plus ou moins complet, par des applications de feuilles de chou, bien que leurs maladies fussent de nature bien différente.

Ils étaient huit, dont six qui ont été complètement guéris, trois grâce à l'initiative de Poussard, lui d'abord de sa douleur de côté, puis Barat et Arnaudet. C'est spontanément que j'ai employé les feuilles chez les trois autres militaires qui ont guéri : Arson Augagne et Audemard.

Deux m'ont laissé dans l'incertitude de leur guérison : Sabatier, l'un d'eux, a dû au cuirassier Poussard d'avoir été traité par les feuilles. Il est parti ne présentant aucun symptôme de son diabète. Si cet état persistait ce serait la guérison.

Avant Poussard je n'avais pas eu la pensée d'opposer les feuilles de chou aux maladies viscérales. Je l'ai fait depuis avec succès; j'en rapporterai des guérisons.

Désormais je suivrai l'ordre alphabétique dans l'exposition des guérisons. Je les présenterai avec quelques détails, comme les précédentes; j'ai des raisons pour agir ainsi. Je propose un agent thérapeutique, médicinal, que j'emploie, s'il n'est pas nouveau, à de nouvelles, nombreuses et importantes médications. Je le crois doué d'une grande efficacité, et, dans le dessein de faire partager mes convictions, je chercherai à en faire ressortir l'action et à montrer comment il vient en aide à la nature médicatrice.

Acné.

L'acné est une affection de la peau; elle est ordinairement chronique. On en distingue plusieurs espèces : 1° L'acné punctata. Ce sont des points noirs, serrés : on les compare à des grains de poudre lancés par une arme à feu. On le rencontre sur le nez, le front, les tempes, surtout chez les femmes et les enfants. 2° L'acné miliaris, petits boutons d'un gris de perle, ressemblant à des grains de millet et ayant pour siège ordinaire le front des jeunes personnes. 3° La couperose. Elle consiste en taches, en petites éminences rosées, rouges. Elle siège sur le nez et les joues. 4° L'acné disseminata. Ce sont des boutons développés, espacés, durs, rouges, pénétrant dans le derme, guérissant lentement en laissant une petite cicatricule blanchâtre, se succédant sans interruption et siégeant au front, sur le visage, le dos et la poitrine. 5° La mentagre dont le menton est le siège constant; affection particulière au sexe masculin, après la poussée de la barbe, consistant en pustules à base enflammée, coniques, purulentes, procédant par éruptions successives et dont la suppuration se desséchant forme des croûtes dont la chute est aussitôt suivie de pustules et de croûtes nouvelles.

Plusieurs formes d'*acné* peuvent se présenter simultanément chez le même sujet, mais cette circonstance n'ajoute rien à la difficulté du traitement. Excepté la mentagre, les autres formes d'acné sont très rebelles aux moyens employés jusqu'ici. Je l'espère, elles cèderont facilement à la feuille de chou. Voici les résultats que j'en ai obtenus dans trois différents cas :

M. G..., élève au grand séminaire de Romans, porte, depuis cinq ans, sur le front, les joues et les tempes, des points noirs très serrés (*acné punctata*) et des boutons rouges, coniques, distants les uns des autres (*acné disseminata*). Il ne s'en était jamais occupé ; il s'appliqua des feuilles de chou sur les régions malades, la nuit seulement, pendant les mois d'avril et de mai 1875. La double affection a disparu, d'abord l'*acné punctata* pour ne plus revenir, mais l'*acné disseminata* reparaît en mai 1876 : on lui oppose de nouvelles applications de feuilles de chou, et, en juillet suivant, on la considère comme guérie. Cependant, M. G... présente, de loin en loin, des boutons sur le front.

M. M..., un autre élève du grand séminaire, tempérament bilieux, fortement coloré, porte, depuis six ans, des boutons d'*acné disseminata* au front, au dos et sur la poitrine. Il ne s'en est jamais inquiété. En automne 1875, je lui conseille des applications de feuilles de chou. Ce conseil est suivi, et bien que les applications ne soient pas régulières, qu'elles soient souvent interrompues à cause de la rareté du crucifère ou par oubli, les pustules, en mai 1877, avaient diminué des 9/10. Le traitement est alors suspendu. M. M... le reprend pendant les vacances et rentre au grand séminaire, en octobre 1876, complètement guéri. Depuis, il a encore de nouvelles pousses qu'il combat heureusement par la feuille.

Anthrax.

L'anthrax est une tumeur inflammatoire de la peau et du tissu cellulaire sous-cutané. Elle est volumineuse et paraîtrait composée de la réunion de plusieurs furoncles ; on l'appelle guêpier dans le Midi de la France.

L'anthrax est considéré comme une maladie grave pouvant occasionner la mort dans quelques cas : l'anthrax se complique alors de gangrène. Le traitement que lui oppose la chirurgie est très douloureux et il n'est pas sûr ; il consiste dans l'incision de la tumeur. La feuille de chou triomphe de cette affection comme par enchantement. J'en rapporte deux guérisons. La première, je l'avais déjà publiée dans la *Revue de thérapeutique médico-chirurgicale*.

1er CAS.— M. Phèdre, 69 ans, tempérament sanguin et adipeux, d'un appétit modèle et d'une robuste santé, souffrait, depuis le commencement de mai 1870, au dos, côté gauche. La douleur s'étendait à l'épaule et à tout le côté correspondant. Le 18 mai je le visitai pour la première fois ; voici la cause de ses douleurs :

Au dos, à six centimètres de la colonne, sur une ligne arrivant au tiers supérieur du bord postérieur de l'omoplate, est une tumeur furonculeuse de huit centimètres de diamètre, d'un rouge violacé, ayant une ouverture centrale de huit millimètres, permettant d'apercevoir le fond de la tumeur, qui est uni, d'un blanc sale, constitué, selon toute apparence, par du tissu cellulaire mortifié. Les téguments autour de la tumeur, dans un rayon de sept à dix centimètres, suivant les directions, sont douloureux, rouges et enflammés.

Le malade accuse de vives souffrances, et chose bien grave pour lui, il a perdu l'appétit ; il est altéré, son sommeil est court et agité. Jusqu'à ce jour M. Phèdre n'a fait aucun traitement, Voici le mien :

2

J'applique sur la tumeur, sur les surfaces enflammées et au-delà de leurs limites, des demi-feuilles de chou bien roulées. — Tisane délayante et potage. Le soir, après avoir pratiqué des lotions, j'applique de nouvelles feuilles.

La nuit suivante fut mauvaise et les souffrances ce qu'elles étaient les jours précédents. Au pansement du matin, le 19, les feuilles contiennent un pus séreux, rougeâtre. Ce pus provient de l'ouverture centrale et de nombreuses ouvertures capillaires formées cette dernière nuit, et disséminées sur toute la surface de la tumeur. Celle-ci me parait mieux proéminente, plus rougeâtre, moins violacée. Les téguments, à l'entour, sont moins enflammés. Je procède à mon pansement et je le renouvelle le soir.

La nuit du 19 au 20, le malade dort toute la nuit, et à ma visite du matin, le 20, je le trouve levé. Les feuilles contiennent beaucoup de sérosité purulente. Je renouvelle mon pansement et je le continue matin et soir, jusqu'au 18 juin, avec les circonstances suivantes :

Les ouvertures capillaires ne s'agrandissent pas ; elles durent seulement quelques jours, puis elles se ferment. L'ouverture centrale s'est ulcérée à 15 millimètres, et, le 23 mai, du tissu cellulaire y fait saillie ; mais ses adhérences m'empêchent d'en faire l'extraction ; j'y reviens le 28 suivant. Pendant les tractions j'aperçois que le tissu privé de vie rayonne à plusieurs centimètres autour de l'ouverture, et je le reconnais encore à des ondulations, sous les téguments, causées à distance par les tractions.

Dès le premier juin la suppuration séro-purulente s'est bien ralentie, le 6, elle est tarie. M. Phèdre a repris son appétit : il est guéri.

2º cas. — Chiron, 35 ans, cordonnier, fut, le 11 mai 1875, transporté à l'hospice de Romans et placé dans mon service. J'allai le voir dès que j'en fus averti ; il était deux heures de l'après-midi.

Depuis huit jours Chiron ne quitte pas le lit ; il dort, le matin seulement, pendant une ou deux heures. Il souffre d'oppression. Sa peau est sèche et chaude, son pouls filiforme et fréquent.

Il porte au milieu du dos un anthrax qui, le 8 mai, a été divisé crucialement par M. le docteur Péronnier, médecin en chef de l'hospice de Romans, puis traité par des applications de cataplasmes. Les incisions, longues de 7 à 8 centimètres, n'atteignent pas les limites de la tumeur ; elles sont profondes, et leurs bords couenneux, écartés de 2 à 3 centimètres, laissent voir des tissus d'un blanc sale. La suppuration très rare, est séreuse. Sur les segments, la peau est brune ; autour des segments, dans un rayon de cinq centimètres, elle est violette ; elle est ensuite d'un rouge foncé ; enfin cette surface enflammée mesure 28 centimètres de diamètre. Chiron en souffre cruellement.

J'applique sur la tumeur, sur les téguments enflammés et au-delà de leurs limites, des demi-feuilles dont les nervures sont assouplies sous le rouleau. Je les recouvre de plusieurs compresses ; un bandage de corps complète l'appareil.

A six heures du soir je revois mon malade : ses douleurs ont diminué. Les compresses, les feuilles sont pleines de sérosité. Je fais des lotions et je répète mon premier pansement, ayant la précaution d'employer un plus grand nombre de compresses. Jusqu'à dix heures du soir Chiron souffre peu ; il aurait dormi, s'il avait eu l'habitude de la salle et du lit ; mais depuis dix heures ses douleurs reprennent leur première violence. Je les attribue au besoin de renouveler l'appareil.

Au fait, une alèze pliée à plusieurs doubles, le drap de lit, le linge du malade, le bandage de corps, les compresses sont mouillés, inondés de sérosité. Cette sérosité est sécrétée par tous les points de la surface enflammée. Les portions de feuilles correspondant aux incisions contiennent en petite quantité un pus blanchâtre très dense.

Lés segments se sont recouverts d'une membrane couenneuse, adhérente : ils s'ulcèrent par leurs bords et surtout par leurs extrémités libres. Autour des segments l'épiderme s'enlève par le plus léger frottement et laisse à nu le derme qui est d'un rouge brunâtre. Le noyau central a progressé dans tous les sens, mais la circonférence de la lésion, les téguments ont désenflé et pâli. Après le pansement, Chiron s'endort paisiblement, puis il a de courts sommeils dans la journée ; il se lève même pendant deux heures et demande des aliments.

Les deux jours suivants la tumeur centrale fait encore des progrès et les segments continuent de s'ulcérer, tandis qu'à la circonférence de l'anthrax les téguments, lo 14, ont repris leur couleur normale et ont entièrement désenflé.

Cette désenflure a un caractère singulier. Elle est constituée non par une dégradation insensible, mais par un retrait brusque, perpendiculaire, limitant la tumeur et la rendant proéminente. Cette tumeur ou noyau central a de 11 à 12 centimètres de diamètre ; la peau qui la recouvre est criblée de petites ouvertures qui sont pleines d'un pus blanchâtre.

Déjà le 14 mai, Chiron a peu de fièvre et bon appétit ; il peut rester levé une grande partie de la journée. Il ne reste bientôt de son anthrax qu'un vaste ulcère qui, pansé par les feuilles de chou est, le 18 juin, au 4/5 cicatrisé et Chiron, croyant alors pouvoir travailler, sort de l'hospice. Il y viendra se faire panser chaque jour.

Aphonie.

Mlle P..., de la rue Battant, à Besançon, 19 ans, ayant toutes les apparences de la santé, a perdu la voix à 4 ans.

Cet accident, qui a été attribué à l'humidité de l'appartement où couchait l'enfant, a été combattu sans succès par la transpiration, par des gargarismes et des frictions de toutes sortes ; par les révulsifs, l'eau de l'Echelle (la malade a pris de cette eau pendant 4 ans). On a ensuite suspendu tout traitement espérant que la malade guérirait à l'époque de la puberté.

En septembre 1873, Mlle P..., toujours sans voix, était cependant réglée depuis 6 ans. Je lui conseille alors des applications de feuilles de chou autour du cou. Trois mois de ce traitement l'ont guérie de son aphonie. En septembre 1875, Mme P... m'apprit la guérison de sa fille qui, jusque-là, ne s'était pas démentie. Cette dame m'apprit aussi que les feuilles, quand elle les ôtait, étaient bien mouillées.

Asthme.

L'asthme est une maladie nerveuse consistant dans une grande gêne de la respiration, dans un essoufflement avec accès périodiques et paroxysmes pendant lesquels la suffocation paraît imminente.

Le cas d'asthme suivant, grandement soulagé par des applications de feuilles de chou, appartient à M. Montuscla, curé archiprétre de la Voulte. Je l'extrais d'une lettre qu'il a écrite à une dame de Romans, sa parente. Après des épanchements de famille, M. Montuscla fait ainsi la narration de sa maladie :

« J'étais atteint d'une affection appelée par les médecins asthme nervoso-humide, ou asthme catarrhal, qu'une fluxion de poitrine avec rechute en septembre 1874, m'a laissé en bon héritage, Tout l'hiver qui suivit fut pour moi aussi triste que possible. Je fus impuissant à tout service et depuis lors je n'ai jamais pu me remettre complètement, même en été. Le retour de l'hiver m'inspirait de grandes craintes.

1.

Et, en effet, l'apparition des premières neiges fit déclarer en moi, à un degré à peu près aussi fort, l'oppression éprouvée l'hiver précédent.

» En ces moments des plus grandes souffrances, c'étaient des douleurs habituelles dans les reins ou entre les épaules, un grand étouffement dans la poitrine aux moindres pas que je faisais, une espèce de râle avec toux retentissante et expectoration fréquente... voix rauque.

» Mes digestions étaient toujours mauvaises. Quatre ou cinq heures après avoir mangé, j'éprouvais de vives douleurs gastralgiques ! Dans la nuit surtout, de une heure à trois heures du matin, je ne pouvais presque pas rester couché, j'avais un grand étouffement accompagné de sueur froide, de spasmes nerveux.

» J'avais beaucoup de vents et de glaires amoncelées dans l'estomac, sans pouvoir les faire évacuer autrement que par des purgatifs répétés, etc., etc.

» C'était là que j'en étais au 3 janvier de cette année (1876), quand ma sœur, Mme Saunier de Vinay, me révéla, par la brochure de M. Blanc, qu'elle m'apporta, et par l'expérience qu'elle en avait faite sur elle-même, (car sa situation était, depuis longtemps, semblable à la mienne) la vertu de la feuille de chou. Elle me força même, dès ce jour, à en faire l'application. »

» Chaque jour donc, soir et matin, je me fais placer sur la poitrine, sur l'estomac et le haut du ventre, quatre bonnes feuilles de chou, roulées sous une bouteille, passées à l'eau mi-bouillante et bien séchées entre deux linges. »

» Après deux ou trois jours de ces applications, j'ai ressenti du soulagement, et, après une douzaine de jours, sans aucun recours aux purgatifs, d'abondantes selles se produisent et sont suivies d'une évacuation de glaires qui n'a pas duré moins de trois semaines.

» J'ai alors suspendu l'application des feuilles et quelques jours après cette suspension, les glaires sont revenues. J'ai refait le remède et les mêmes effets se sont reproduits. Mais ce qui a étonné tout le monde, ça été de me voir tout à coup moins oppressé et reprendre ma voix naturelle.

« Voilà où j'en suis à l'heure présente. Ce n'est pas, sans doute, une guérison, car j'ai toujours ma même affection catarrhale, mais c'est un soulagement notable, etc. »

Ainsi, dans la lettre de M. le curé de la Voulte, il est parlé de deux affections chroniques du poumon, ayant entre elles beaucoup de ressemblance et supposant une prédisposition de famille, une prédisposition héréditaire peut-être.

L'une : celle de Mme Saunier, dont il est seulement fait mention, était fort grave, puisque l'auteur de la lettre la compare à la sienne. Cependant, traitée par des applications de feuilles de chou sur la poitrine, elle avait guéri, ou du moins s'était bien améliorée, puisque la malade avait pu, en hiver, faire près de 80 kilomètres pour aller voir son frère.

Quant à la seconde affection, M. Montuscla en fait connaître la gravité par les détails qu'il en donne. Elle se compliquait encore d'un état gastrique sérieux. C'est de cet état surtout que le malade paraît se complaire à signaler l'amélioration obtenue par la feuille de chou. C'est là un nouveau titre à la confiance en cette admirable plante.

Blessure vénéneuse, etc.

Il est douteux que l'histoire de la médecine comprenne une affection semblable ou analogue, au point de vue de sa nature, de sa cause tout instantanée, à celle dont je vais rapporter la guérison. Je l'appelle blessure, nom commun, ne sachant comment la caractériser.

Mme Ferrand, 60 ans, parfaitement conservée, avait, dans

la journée du 9 mai 1873, cueilli de la feuille de mûrier qu'à la fin du jour elle servit à ses vers à soie. L'opération terminée, elle cherche à saisir ses lunettes de la main droite ; n'y réussissant pas elle regarde sa main ; l'intérieur en a blanchi ; elle la montre à un voisin qui la déclare saupoudrée de farine. Jusque-là Mme Ferrand éprouve seulement de la gêne dans les mouvements de sa main ; il s'y joint bientôt de l'enflure et de la douleur. Ces symptômes augmentent de minute en minute ; on recouvre la main de compresses trempées dans l'eau sédative. La malade ne dort pas la nuit suivante. Le matin, 10 mai, elle montre sa main à un médecin, l'intérieur en est couvert de phlyctènes. Il les ouvre et croit à une brûlure au second degré. Dans la journée, un point noir qu'on aperçoit près de l'éminence thénar, fait croire à la présence du charbon. On y applique des cataplasmes d'oignons cuits. Aux oignons on fait succéder la pommade camphrée dont on se sert jusqu'au 12, jour où la malade m'est adressée à l'hospice de Romans.

Mme Ferrand souffre cruellement ; elle ne dort pas depuis son accident ; elle a perdu l'appétit. Elle a de la fièvre mais pas de douleurs de tête. A la face externe, la main, les doigts, sont d'un rouge brun et très enflés ; à la face interne, ils sont d'un blanc sale. L'épiderme très épais, est partout détaché du derme, excepté au niveau des articulations. Sur plusieurs points il est incisé et affaissé, sur d'autres il est soulevé par de la sérosité. L'intérieur de la main en est souillé et il en dégoûte ; elle est très fétide. Le poignet est rouge et enflé. L'enflure, sans changement de couleur à la peau, s'élève jusqu'au tiers inférieur de l'avant-bras. Le membre est ensuite à l'état sain, et les glandes axillaires ne sont point engorgées.

Quelle est la nature de cette maladie, quelle en est la cause? Questions d'une solution difficile. Il en est une autre d'un plus grand intérêt, c'est celle du traitement. Celle-là, étant instruit par de nombreux succès, je la résous sans hésitation par l'emploi de la feuille de chou. Et au même moment j'entoure chaque doigt de bandelettes et la main de bandes du végétal, qu'un bandage roulé pour chaque doigt, et un autre pour la main, maintient en place. J'avais procédé à des lotions avant l'application des feuilles.

D'abord ce pansement est renouvelé matin et soir ; mais la suppuration séreuse étant de plus en plus abondante et infecte, on répète les pansements quatre fois par 24 heures. Dès le 15 la malade reprend l'appétit et un peu de sommeil. L'épiderme ayant été enlevé, le derme apparaît blanchâtre ; à la paume de la main, on voit des points et des lignes rougeâtres.

Cependant la fétidité de la suppuration, due en très grande partie à la décomposition du derme, va en augmentant. La malade et ses parents en accusent la feuille de chou et en désirent le remplacement Le 18 je me sers de cérat simple et dans la nuit suivante il y a hémorrhagie au médius et à l'annulaire, et la fétidité de la suppuration ne change pas. Dans la journée du 19, après deux nouveaux pansements au cérat, la malade souffre cruellement, et à celui du soir, elle me prie de revenir aux feuilles de chou.

Le derme, à ces points, à ces lignes rougeâtres de la paume de la main, ajoute des ulcérations à fond grisâtre. Cette teinte est celle du derme aux doigts, excepté à leur pulpe où il est noirâtre.

Le 23, les douleurs ont bien diminué et la malade dort. L'enflure et l'inflammation ont cédé au dos de la main et des doigts. Des portions du derme se détachent, ou s'exfolient, ou se dissolvent dans la suppuration qui est toujours abondante et fétide. Enfin les surfaces malades deviennent rosées, se couvrent de bourgeons charnus d'une excessive sensibilité ; à la paume de la main ils sont mamelonnés, anfractueux ; aux doigts ils ressemblent à de la chair hachée. Il en est qui deviennent exubérants, mais sous les feuilles de chou, ils s'affaissent au niveau des autres, et, sans recourir à la cautérisation, ils sont suivis d'une cicatrice dont le poli ne laisse rien à désirer. Cette cicatrice était, le 12 juin, complète au pouce et à la paume de la main ; mais aux autres doigts elle n'était point encore terminée à la fin du même mois. Ils avaient été atteints plus profondément que le pouce et la main : l'action de la cause morbifique avait agi sur les organes, en proportion d'une densité moindre de leur épiderme.

L'affection dont je viens de rapporter la guérison est bien étrange ! La cause en est bien mystérieuse ! Quel poison et quel virus connus pourraient frapper de mort et sur une grande étendue le derme à travers un épiderme sain, dense et durci par un travail de chaque jour ? et la feuille de chou la guérit !

Blessure par arme à feu.

Le 11 octobre 1877 est apporté, à l'hospice de Romans, Emilien Magnus, 18 ans. Il vient, étant à la chasse, de recevoir, à bout portant, la décharge de son fusil qui, mal équilibré contre un arbre, est tombé, puis parti. Le coup a fait balle, il a été reçu à la malléole externe du pied droit.

La blessure, brune et sanglante, est lotionnée ; on la recouvre de plumasseaux de charpie trempés dans de l'eau alcoolisée ; des cataplasmes arrosés du même mélange sont étendus sur les plumasseaux, le bas de la jambe et l'articulation tibio-tarsienne. Ce pansement est répété matin et soir jusqu'au 31 octobre.

Pendant ces trois semaines il est sorti de la blessure des grains de poudre et de plomb et plusieurs fragments du péroné. Elle a pris la forme d'un cône très évasé : ses bords se sont élevés et renversés : son fond, ses parois, ont pris une teinte grisâtre ; l'articulation tibio-tarsienne est rouge et enflée ; le pied est œdématié ; un érysipèle phlegmoneux a envahi la jambe dans ses deux tiers inférieurs ; il se forme au niveau de la malléole interne un phlegmon dont l'ouverture se transforme en un large ulcère. Par cet ulcère et par celui de la blessure s'écoulent, quand on presse le membre de haut en bas, des flots de pus sanieux et fétide. Emilien qui souffre cruellement, qui a perdu le sommeil et l'appétit, persiste à refuser l'amputation, bien qu'elle soit jugée nécessaire pour lui sauver la vie. Voilà dans quelles conditions je commence à traiter Emilien par la feuille de chou.

1er novembre. Je lotionne les ulcères avec de l'eau additionnée d'une faible proportion de solution de chlorure de chaux ; je place sur les ulcères, à la mode imbriquée, de petites bandelettes de feuilles choisies, roulées avec soin. Je les recouvre et je recouvre la jambe et le pied de demi-feuilles. Ce pansement, répété matin et soir, est suivi d'un prompt soulagement. Déjà le 5 novembre, le jeune Emilien a recouvré en partie le sommeil et l'appétit. Le pansement du membre est devenu facile, on peut le soulever et l'envelopper de feuilles.

13 novembre. L'amélioration progresse ; la jambe désenfle et pâlit ; la suppuration est partout moins abondante et d'un meilleur caractère La blessure prend une teinte rosée ; ses bords se dégorgent et se redressent. Le mieux, toujours avec le même pansement, se continue. L'ulcère interne achève sa cicatrisation vers le 15 décembre suivant ; mais l'ulcère externe, qui de loin en loin donne passage à de petites esquilles, n'est complètement cicatrisé que dans le courant du mois d'août 1878. Mais, dès le mois de février,

Emilien a pu se lever ; puis marcher avec des béquilles qu'il a pu quitter en mai. Emilien, dont l'articulation tibio-tarsienne est ankylosée, marche sur la pointe du pied. Il remplit, dès janvier 1878, l'office d'infirmier à l'hospice de Romans.

Ça été pour moi une bonne fortune que d'avoir à panser avec la feuille de chou une blessure par arme à feu, s'accompagnant de tant de désordres et de si graves complications. J'avais été partisan de l'amputation, mais le refus obstiné qu'y mettait le blessé, ne me déplaisait pas. J'avais l'espérance que la feuille me rendrait ici témoin de son incomparable efficacité. L'observation qui va suivre ajoutera à ce témoignage. Elle appartient à une blessure bien compliquée : contusion, déchirure de la cuisse, écrasement du fémur.

Le 13 septembre 1877, on apporte à l'hospice de Romans le sieur Didier, charretier, 25 ans. Le 11 au soir il conduisait sa charrette, pesant vide 15 quintaux ; elle était chargée de 66 sacs de chaux pesant un quintal chaque. Au sommet d'une descente, la charrette continuant à marcher, il y monte pour en équilibrer la charge, mais il tombe et une roue lui passe obliquement sur la cuisse droite, déchirant, contusionnant et écrasant les chairs. Le 12 il est mis dans un bandage de Scultet.

Le 14, M. Péronier ayant ouvert le bandage, a constaté les désordres que je viens d'indiquer et reconnu que l'enflure de la cuisse qui s'élève jusqu'à l'articulation coxo-fémorale, en contradiquerait la désarticulation, se borne à donner au membre une direction naturelle, à le recouvrir de compresses trempées dans de l'eau alcoolisée, dont on arrosera fréquemment l'appareil, et à réappliquer le bandage de Scultet.

Pendant quelques jours, il s'écoule des blessures une grande quantité de sérosité sanguinolente à laquelle succède

Une suppuration roussâtre, sanieuse et fétide, laquelle devient ensuite brunâtre, boueuse et d'une extrême fétidité. La cuisse dans toutes ses parties, le fémur, sont en pleine suppuration.

Tel en est l'état quand, le 1er octobre, y étant autorisé, j'en commence le pansement avec des feuilles de chou. Voici comment je procède : Je taille dans les feuilles, en dehors de la grande nervure de larges bandes, je les roule avec soin et je les dispose sur le membre de manière à ce qu'elles se recouvrent par moitié, j'ajoute des compresses; le tout est maintenu par le bandage de Scultet. Je renouvelle ce pansement deux fois par 24 heures. Après dix jours de son emploi, la suppuration est moins abondante et moins fétide et peu de temps après elle devient crémeuse sur plusieurs points. Elle prend enfin partout ce caractère, puis les plaies se cicatrisent. Ce travail, pendant lequel la feuille a été constamment employée, a duré trois mois. Après les feuilles on a employé l'alcool camphré, le baume de Fioraventi, etc. Enfin, le fémur a pris de la solidité et après dix mois de traitement à l'hospice, Didier a pu se lever et marcher avec des béquilles.

Ce cas doit étonner. Comment un membre qui a été écrasé par le passage d'une aussi lourde charge, ne s'est-il pas mortifié les premiers jours après l'accident? L'a-t-il dû à l'arrosement par l'eau alcoolisée? Je le crois. Mais plus tard comment la gangrène en a-t-elle été prévenue? Et comment la suppuration dans toute l'épaisseur de la cuisse, dans les fragments du fémur, n'a-t-elle pas entraîné la perte du malade? Ces derniers résultats appartiennent incontestablement à la feuille de chou.

Bronchite.

Bronchite, catarrhe pulmonaire, rhume, sont des expressions qui, pour le médecin, ont la même signification. Elles servent à désigner l'inflammation superficielle de la muqueuse de la trachée et des bronches. Peu grave au début et pouvant être enlevée d'emblée par de larges applications de feuilles de chou sur la poitrine et par d'autres moyens encore, la bronchite est une maladie grave si elle passe à l'état chronique. Elle peut alors simuler la phthisie pulmonaire et causer la mort.

Je rapporte deux guérisons de bronchite chronique. Dans les deux cas, on croyait avoir affaire à la phthisie pulmonaire.

1er CAS. — Honoré Brevet, frère coadjuteur, employé au grand séminaire de Romans depuis deux ans, avait été envoyé dans cet établissement pour raison de santé. Mal conformé, il avait des battements de cœur, de l'oppression, une toux fréquente ; il a eu souvent des crachements de sang. Il avait encore une bronchite chronique, et bien souvent un nouveau rhume s'ajoutait à l'ancien. Vers la fin de l'été 1874, des râles sibilants partant de sa poitrine se faisaient entendre à distance. Pendant les mois de juillet et d'août il avait pris des escargots. Les premiers jours de septembre il s'appliqua un emplâtre de thapsia dont il fut soulagé. Mais comme sa toux, son oppression, ses râles sibilants, continuaient, il remplaça le thapsia par des feuilles de chou. Elles causèrent une abondante sécrétion de sérosité, puis l'apparition de quatre abcès, dont un volumineux, lequel a suppuré pendant deux mois. La suppuration en était rougeâtre et sanieuse. En novembre suivant, le frère Drevet toussait peu ; il n'était plus oppressé et pouvait faire de longues courses presque sans fatigue ; il avait encore repris des chairs. — Ce résultat que le frère Drevet attribue à la feuille de chou, lui paraît bien merveilleux, d'autant plus qu'on lui avait annoncé souvent que sa santé serait toujours mauvaise et sa vie courte. — Aujourd'hui le frère Drevet joue le rôle de Poussard ; il conseille, avec l'autorité de l'expérience, la feuille de chou dans le catarrhe pulmonaire chronique. Il est écouté et il a des succès.

2e cas. — M. Terpant entra au grand séminaire de Romans en octobre 1874. Depuis huit mois il était oppressé, surtout pendant l'ascension. Le moindre exercice le faisait transpirer. Son état s'étant aggravé et ses supérieurs craignant pour sa vie, l'engagèrent à sortir du séminaire, ce qu'il fit à la fin de février 1875.

Sa faiblesse augmenta et trois mois après sa rentrée dans sa famille, il ne pouvait plus quitter la chambre, ni même s'habiller seul. Le soir, au lit, il avait de la peine à se réchauffer, et le matin, il était en grande transpiration. A son oppression s'était ajoutée une grande toux qui chaque matin durait, sans trève aucune, de 15 à 30 minutes. Il expectorait abondamment des matières épaisses et jaunâtres. Jusqu'aux premiers jours de mai, M. Terpant avait, pour tout traitement, pris des escargots matin et soir. C'est à cette date que je fus appelé à lui donner des soins, alors qu'il paraissait sans espoir.

Sa pâleur, son oppression, sa maigreur, une toux caverneuse et incessante, une expectoration purulente me persuadaient que M. Terpant était phthisique au dernier degré. Je fus confirmé dans ce sentiment par la mère du malade. Elle me dit en effet que le médecin de son fils lui avait dit : donnez au malade tout ce qu'il vous demandera ; mais, prenez des précautions à l'égard de son frère. — Voici le traitement que, d'après sa relation, j'ai fait suivre au malade.

» Vous me conseillâtes, m'écrit M. Terpant, une tisane pectorale et l'application sur la poitrine, d'un emplâtre de thapsia. Cet emplâtre fit sortir une grande quantité de petits boutons. On l'enleva et on pansa avec des feuilles de chou.

On m'appliquait aussi des feuilles sur tout le corps ; dès qu'elles étaient un peu mouillées, j'en changeais. Puis vous me fîtes mettre sur le côté gauche, un large vésicatoire qui donna beaucoup, grâce au pansement par les feuilles de chou. Quand la douleur de ce premier vésicatoire fut un peu calmée, on m'en appliqua un second à la place du premier, sur le côté gauche. Les feuilles alors prenaient des taches jaunâtres.

» Au commencement du traitement, mon estomac étant malade, vous me fîtes faire diète pendant quatre jours. Après vous me mîtes aux potages : puis je revins, après votre consentement, à mon régime ordinaire, qui est un régime maigre exclusivement, car je n'aime pas le gras , mon estomac ne le supporte pas. A mesure que mes forces revenaient, je faisais des promenades de plus en plus longues, hâtant le pas afin de transpirer, puis je changeais de linge et de feuilles de chou. Elles étaient toutes couvertes de taches jaunes dont la proportion a diminué à mesure que j'allais mieux. Aujourd'hui 11 novembre, je n'ai aucun ressentiment de ma maladie, etc. TERPANT. »

Cette relation complète pour la généralité des lecteurs, cesse de l'être pour les médecins. Ils n'y trouvent pas les éléments d'un diagnostic précis : le malade n'a pas été ausculté, les signes stéthoscopiques n'ont pas été notés. Elle est cependant d'un grand intérêt ; elle sert ainsi que celle qui précède, à établir l'efficacité de la feuille de chou dans les cas les plus graves des affections chroniques du poumon. Que ces symptômes : oppression, nécessité pour séjourner au lit d'avoir la tête et la poitrine élevées, toux fréquente, expectoration purulente, sentiment de froid pendant la nuit et transpiration le matin, grande faiblesse, maigreur et pâleur, etc. se soient rapportés à la phthisie pulmonaire, à laquelle croyaient le public et le premier médecin, ou seulement à une bronchite chronique, il est toujours vrai de dire que la maladie de M. Terpant était excessivement grave. Et cependant cette maladie si grave a guéri dans un espace de temps très court, en moins de trois mois, car son traitement datait du mois de mai, et sa guérison paraissait assurée en juillet. Elle était compliquée d'anémie, c'est à noter, et toutefois elle a guéri sans qu'on ait eu recours aux ferrugineux ni à un régime gras pour lequel M. Terpant avait et a encore la plus grande aversion. — Les principaux agents du traitement ont été, dans ce cas, les révulsifs, la feuille de chou et l'exercice musculaire.

Quelle belle cure d'une bronchite capillaire, grave à ôter tout espoir à de très honorables médecins de Besançon, obtenue au dernier moment par la feuille de chou, je pourrais rapporter ! J'indiquerai seulement la maison où s'est opérée cette cure bien inattendue, mais dont je n'ai plus douté dès qu'on a eu recours à la feuille de chou : Grande-Rue, 39. Toutefois cette dernière cure n'appartient pas à la feuille de chou seule; au sirop pectoral en revient une bonne part.

Brûlures.

Une seule fois j'ai employé la feuille de chou contre la brûlure, en voici les circonstances et le résultat.

Une jeune enfant, 5 ans, dont le père, M. Cretin, est marchand-tailleur, Grande-Rue, 58, à Besançon, reçut, vers le milieu d'avril 1869, de l'eau bouillante sur une jambe; sa bonne se hâta de lui ôter son bas et avec le bas elle entraîna la peau du tiers inférieur du mollet; la brûlure en avait pénétré toute l'épaisseur.

Je visite l'enfant le 19 juin suivant. Depuis deux grands mois elle est pansée avec une pommade en grande réputation à Besançon; cependant sa brûlure est très douloureuse et paraît ne faire aucun progrès vers la guérison. Voici notre pansement :

Des bandelettes sont taillées entre les nervures des feuilles de chou, elles sont roulées, graissées avec du cérat auquel on a mêlé du sous-carbonate de plomb dans la proportion d'un quart en poids, puis disposées à la manière imbriquée sur une compresse qui est elle-même placée sur un cataplasme de coton cardé. Cet appareil est glissé sur la brûlure, puis on applique un bandage roulé.

Ce pansement cause une vive douleur : elle dure peu ; elle est suivie bientôt d'un notable soulagement. Après l'avoir employé de trois à quatre semaines, M. Cretin le remplace par un pansement avec une pommade préparée avec de la cire vierge et de l'huile d'olives. Après trois semaines de ce nouveau pansement, des bourgeons charnus se développant largement sur la plaie, M. Cretin revient aux feuilles : il les emploie seules, et en trois jours, les bourgeons charnus sont réprimés ; la brûlure marche ensuite rapidement vers la guérison.

En septembre 1880, j'ai vu la cicatrice ; elle datait d'un an. Elle était lisse, très mince, parfaitement unie, d'une teinte un peu azurée. Elle est certainement moins défectueuse que si elle avait été obtenue à l'aide de tout autre moyen.

Le pansement de la brûlure par la feuille de chou a de grands avantages, quand on taille les bandelettes dans de jeunes feuilles ou qu'on les coupe entre les nervures des feuilles plus âgées. Dans ces conditions, la feuille calme singulièrement les vives douleurs que cause la brûlure, elle prévient les bourgeons charnus qui en peuvent naître ou les réprime, et alors on n'est pas obligé de recourir à la cautérisation, opération si douloureuse dans ce cas ; et enfin la cicatrice que l'on obtient est peu difforme, précieux avantage quand la brûlure siège sur des parties visibles, la figure, le cou et les mains.

Cancer, Carcinome

Ces deux termes appartiennent à deux affections différentes par leur début, mais parfaitement semblables dans le
cours un peu avancé de leur marche, dans leur terminaison
presque toujours fatale, et par le traitement qu'on leur
oppose.

La guérison de deux tumeurs que j'étais porté à croire de
nature cancéreuse, obtenue, l'une chez Rosalie Reynaud,
l'autre chez dame Jonh, et dont je rapporterai les détails à
leur rang, m'avait fait espérer que la feuille de chou serait
efficace contre ces maladies, quand l'économie ne serait
point encore atteinte par leur diathèse, et surtout, quand
elles siégeraient à l'extérieur. M'abusais-je? Voici du reste,
ce que la feuille de chou peut contre elles: en apaiser les
douleurs; en diminuer la suppuration, si elle est excessive; l'établir ou l'exciter, si l'ulcère par une sécheresse
brûlante, cause de vives douleurs; et finir par en enlever la
fétidité. Mais jusqu'ici la guérison du cancer ou carcinome
par la feuille est un problème qui n'est point encore résolu.

Cancer de l'œil.

Dame veuve Rousset, salle des vieillards à l'hospice de
Romans, a 66 ans. A l'âge de 49 ans, en 1858, elle prit à
l'angle externe de l'œil gauche un bouton. Il était indolore
et d'un lent accroissement. En 1862, quatre ans plus tard,
il lui vint sur le même œil des pustules qui, avec des douleurs atroces, lui perforèrent cet organe dont les tissus se
convertirent en tumeur. Celle-ci a pris de l'accroissement et
s'est ulcérée. Pendant ce temps, le bouton à l'angle externe
de l'œil s'est aussi ulcéré et ces deux ulcères se sont réunis
en un seul de 6 à 7 centimètres de diamètre. Cet ulcère à

base très dure, se recouvre d'une croûte brunâtre, épaisse, dont la chute laisse voir une surface d'un rouge-brun, presque sèche et inégale. Les douleurs y sont brûlantes et lancinantes. Elles s'étendent à l'oreille gauche et traversent le cerveau de ce côté. A gauche encore la malade a la figure enflée : son ulcère est souvent le siège d'une hémorrhagie.

Le 22 août 1875, à ma visite du matin, j'applique sur cet ulcère garni de sa croûte, un lambeau de feuille de chou. Le soir, une abondante sécrétion sanieuse a détaché la croûte. Après lotion, je recouvre l'ulcère de bandelettes, d'un lambeau de feuille et d'une compresse. Quelques tours de bande passant sur l'œil et autour de la tête, complètent le pansement. Je le renouvelle matin et soir jusqu'au 16 septembre suivant. Voici ce qui se passe pendant ces 26 jours ; il se fait une abondante sécrétion sanieuse et infecte dans l'ulcère, les hémorrhagies y deviennent rares et les douleurs diminuent à ce point que la malade dit ne plus souffrir et qu'elle refuse l'application de feuilles de chou. Ce même jour, j'en suspends l'application, et aussitôt la sécrétion se tarit sur l'ulcère et les douleurs reparaissent avec leur première violence. Le 19, la malade réclame la feuille de chou : je lui en applique aussitôt : le 21, deux jours après, la veuve Rousset prend à la figure un érysipèle qui atteint le cancer. La malade en accuse les feuilles et en refuse absolument l'application. Depuis, je ne me suis plus occupé de cette malade.

Ainsi, la feuille de chou a, dans un ulcère cancéreux, sec, brûlant, douloureux, hémorrhagique, provoqué une abondante sécrétion de sanie, elle en a calmé la chaleur, les douleurs et ralenti les pertes de sang. Et en preuve de cette action multiple du crucifère, ces divers symptômes ont reparu aussitôt sa suspension pour céder de nouveau immédiatement après sa reprise.

Cancer près du fondement.

Mme veuve Loigerot, 53 ans, a eu dans sa jeunesse de cuisants chagrins. Vers sa 30e année, elle tomba sur la fesse droite. Peu de temps après cet accident, il se développa sur la partie qui avait été blessée, une tumeur, petite d'abord, dure, indolore, d'un très lent accroissement. Elle avait acquis, en 1879, le volume d'un œuf, et, à la suite d'une nouvelle chute arrivée vers cette époque, elle est devenue très douloureuse, puis elle s'est ramollie. Alors seulement Mme Loigerot s'en est inquiétée et a eu recours à l'homme de l'art qui, sous le nom de squirrhe, a enlevé cette tumeur; c'était dans les premiers jours de mars 1880.

Cette opération fut longue et douloureuse. On dut aller chercher au loin des lambeaux de tissu cellulaire dégénéré. La plaie résultant de l'opération, a mis un mois à se cicatriser. Mais à peine terminée, la cicatrice s'est enflammée, déchirée et gangrenée. — Voici l'état de Mme Loigerot, le 15 mai, lors de ma première visite.

Une odeur infecte, une odeur de gangrène remplit son appartement. Elle est couchée sur le côté gauche, seule position que lui permette son affection. Ses draps, son linge sont souillés par une sanie très abondante, très fétide. Un ulcère siège au centre de la fesse, à droite; il est rempli de caillots. Lotionné, il se montre ovale, 2 cent. 50 sur 3 cent. 50. Ses bords sont profonds : ils sont taillés à pic et festonnés, ils sont creusés par un sillon qui les sépare du fond de l'ulcère dans les trois quarts de sa circonférence; l'autre quart présentant téguments et tissu cellulaire frappés de gangrène. Le fond de l'ulcère est d'un rouge brun; il est profond, inégal, mamelonné. Quelques mamelons sont d'un blanc sale, ils sont lardacés. Un tissu lardacé se voit aussi dans l'épaisseur des bords. L'ulcère est, tous les deux ou

4.

trois jours, le siège d'une hémorrhagie souvent très abondante : en dehors de ses bords les téguments, dans une largeur de 4 à 5 centimètres, sont très durs, enflés, et d'une rougeur violacée ; c'est comme une zone à l'entour de l'ulcère. Cette zone, au point de vue de l'étude de cette maladie, mérite une sérieuse attention ; nous le verrons plus tard. Une ligne cicatricielle résultant de l'ablation de la tumeur, s'étend de l'ulcère vers le fondement sur une longueur de 6 centimètres.

La malade a de la céphalalgie, de la somnolence. Elle ne sait pas rendre compte de ses souffrances ; on en juge par l'agitation de son sommeil et par ses gémissements ; elle a tous les deux ou trois jours des accès d'oppression.

Traitement. — Je pratique sur l'ulcère des lotions avec de l'eau additionnée d'une très faible proportion de solution de chlorure de chaux, puis je le recouvre, à la manière imbriquée, de bandelettes taillées entre les nervures des feuilles de chou et roulées avec soin. Sur ces bandelettes, je place des quarts de feuilles les dépassant dans tous les sens, puis un cataplasme de coton cardé : le tout est maintenu en place par un bandage en 8 de chiffre, qui s'étend de la cuisse au bassin. Matin et soir, même pansement.

Dès la première semaine l'odeur fétide de l'ulcère disparaît ; la gangrène ne fait plus aucun progrès. La seconde, les douleurs se calment : la malade dit ne plus souffrir : du reste, elle se couche sur son ulcère. La suppuration a diminué des trois quarts. C'est maintenant une sérosité citrine tenant en suspension une poussière jaunâtre. Les hémorrhagies sont plus rares et moins abondantes.

Cependant l'ulcère s'agrandit, mais lentement ; la zone paraît stationnaire. Vers la fin de juin, l'ulcère qui est devenu rougeâtre, se garnit de bourgeons charnus de bonne nature. Ceux-ci s'élèvent, remplissent le fond de l'ulcère et se cicatrisent, tandis que ses bords qui ont désenflé, qu'un sillon ne sépare plus du fond s'y reposent et leurs festons s'y cicatrisent. Ce travail se termine en juillet.

Pendant ce mois, s'ouvrent successivement sur la zone, qui maintenant entoure la cicatrice, à égale distance de celle-ci et des tégumen's sains, plusieurs ulcères. Ils sont en proportion de leur siège. Ainsi trois ulcères dans la partie supérieure de la zone, là où elle est plus dure, plus large, plus enflammée, prennent, comme l'ulcère primitif, les bords profonds, taillés à pic, frangés, lardacés, le fond inégal, lardacé, la marche envahissante et sont le siège d'hémorrhagies. Ils s'agrandissent et dévorent les tissus qui les séparent entre eux et qui les séparent de la cicatrice : (celle-ci ils la respectent) et se réunissent en un seul ulcère de 6 centimètres de long sur 3 de large.

Les ulcères à la partie inférieure de la zone, là où elle est moins dure, moins large, moins enflammée, ont à peine détruit l'épaisseur de la peau et se sont agrandis à un centimètre seulement. En dehors de tous ces ulcères, la zone reste stationnaire.

Encore en juillet, Mme Loigerot commence à prendre des crises épileptiformes; c'est dans une crise de cette nature qu'elle a succombé. Dès la première, ses évacuations sont involontaires en sorte que les ulcères en sont presque constamment souillés. Dans ces conditions, pourtant, les grands ulcères commencent, vers le 15 septembre, à se garnir de bourgeons charnus et à se cicatriser. Les petits ulcères se ferment pour la fin de ce mois. L'ulcère près du fondement complète sa cicatrice la première semaine d'octobre et le 13 de ce mois, quand Mme Loigerot prend une crise à laquelle elle succombe trois jours après, l'autre grand ulcère est à moitié cicatrisé.

Catarrhe de la vessie.

La maladie qui fait le sujet de cette observation, sa

guérison, appartiennent à M. Dufay, inspecteur des enfants trouvés à Lyon. C'est par correspondance que j'ai connu la maladie et c'est par correspondance que j'ai donné des conseils.

Le 29 juin 1878, M. Dufay fils m'écrit de Lyon : « Mon père souffrait d'un rhumatisme dans les reins. Ce rhumatisme s'est passé et depuis il ressent de grandes difficultés pour uriner. M. Philippeau l'a traité pour la gravelle, puis, estimant que le séjour prolongé de l'urine dans la vessie donnait lieu à la formation des graviers, il a cru ensuite avoir affaire à un catarrhe de la vessie. Plusieurs fois il a essayé l'emploi de la sonde sans jamais pouvoir pénétrer dans l'organe, le spasme du col et l'inflammation de la prostate y mettant un obstacle insurmontable. Bien des médications conseillées par nos médecins sont restées impuissantes. On désirerait, non une guérison complète, on ne l'oserait pas, mais au moins un soulagement à des souffrances inexprimables. »

Le chou, ai-je répondu à cette première lettre, ne connaît pas d'exception. Du reste, la maladie de monsieur paraît avoir pour cause le vice rhumatismal lequel est tributaire de la feuille de chou ; employez-la donc hardiment. Appliquez en sur les reins et sur le bas-ventre.

Le 9 juillet seulement, on commença ces applications. Le 11, on m'en apprend ainsi les effets : « Sécrétion de sérosité si abondante que feuilles, bandage, literie en sont imprégnés : présence à la face externe des feuilles appliquées sur les reins d'une poudre blanchâtre semblable à un précipité de sel ; vive rougeur sur l'abdomen comme à la suite d'une application de sinapismes, ensuite éruption de boutons et grande démangeaison. »

Le 13 juillet, on m'écrit : « Les mucosités qui se formaient dans la vessie et qui par leur agglomération mettaient obstacle à l'écoulement des urines et causaient d'inexprimables souffrances, se désagrègent, se liquéfient dans les urines dont l'écoulement devient de plus en plus facile et moins douloureux. »

Et le 19 juillet : « Toujours les mêmes effets produits par les choux. L'amélioration progresse et si nous n'osons pas prononcer aussi hardiment que vous le mot guérison, au moins pouvons-nous constater un soulagement palpable, indéniable, tangible »

Dans la même lettre, le malade m'écrit lui-même quelques lignes où, après m'avoir témoigné sa gratitude, il ajoute que les effets de ma médication sont prompts et vraiment admirables.

Le 10 août, M. Bénédech, gendre du malade et mon correspondant depuis le 11 juillet, m'écrit : « Nous avons continué le traitement. L'amélioration se maintient. La sérosité est rare, quelquefois nulle sous les feuilles que l'on retrouve tantôt vertes, tantôt brunes, et alors se renouvelle l'éruption miliaire. La température variable, les chaleurs de juillet, n'ont causé ni crise ni rechute. Nous pouvons donc attribuer ce changement inespéré à la feuille de chou, et, en vérité, il y a de quoi en être émerveillé... L'application de votre traitement va recevoir une nouvelle et éclatante preuve d'efficacité, d'autant plus que nos docteurs, pharmaciens, herboristes, etc., n'avaient guère l'espoir d'une guérison. » Or, cette guérison m'est confirmée par une lettre du 11 octobre suivant, où, pour me donner une nouvelle preuve de l'efficacité de la feuille de chou, M. Bénédech me raconte le fait suivant :

« Un ouvrier, dans un travail forcé, avait gagné une inflammation d'intestins compliquée d'une éruption hémorrhoïdale qui l'a tenu plus d'un mois à crier, n'ayant de trève ni jour ni nuit, et ne pouvant rester ni couché, ni debout, ni assis. Sur mon conseil, il se décide, après quatre nouveaux jours de souffrance, à appliquer sur les lombes et sur le fondement des feuilles de chou. Au premier pansement, sécrétion abondante et nauséabonde sous les feuilles. Au second pansement, le soir, sentiment d'une grande humidité ; le malade se lève, trouve les feuilles imprégnées de sérosité sanguignolente, puis il remplit son vase de sang à moitié. Il était guéri. — En présence de preuves si évidentes, continue M. Bénédech, on devrait s'arracher votre brochure, etc. »

L'observation qui comprend la guérison de M. Dufay, mériterait de longues considérations. Je me bornerai à rappeler que les feuilles appliquées sur ses reins, se couvraient à leur face inférieure, pendant quelques jours, d'une poussière jaunâtre. On m'en a envoyé un lambeau à Romans. Je la portai chez un pharmacien pour qu'il analysât cette poussière. Il la ratissa dans un verre d'eau ; la solution s'en fit aussitôt sans troubler le liquide. C'est tout ce que j'en ai su ; mon maladroit opérateur ne s'était pas servi d'eau distillée. Il eût été curieux de savoir si cette poussière, qui était bien un sel, entrait dans la composition des graviers urinaires et si la feuille de chou serait un moyen propre à combattre la gravelle.

Céphalalgie.

La céphalalgie, qu'elle soit idiopathique ou symptomatique est ordinairement justiciable des feuilles de chou. Elles sont, en Dauphiné, la grande ressource du peuple, dans les douleurs de tête, quelle qu'en soit la cause ou la nature. Voici une guérison de céphalalgie idiopathique.

A l'aide d'un intermédiaire, j'avais conseillé l'application de feuilles de chou sur la tête au R. Père Siméon, prêtre capucin du couvent de Crest (Drôme), pour une céphalalgie déjà ancienne. Il m'a écrit à cette occasion. Voici deux de ses lettres. Dans la première, datée du 13 juin 1874, il me disait :

« Monsieur le Docteur, depuis dix jours je fais des applications de feuilles de chou sur la tête pendant le jour, et sur les pieds pendant la nuit. Ce remède si simple me cause un mieux incontestable, la tête est plus libre, le teint plus naturel, le sang est moins porté à la tête. Je ne souffre plus du froid aux pieds. Une dartre que j'ai à la lèvre supérieure depuis dix ans tend à disparaître.

Je n'ose pas encore, Monsieur le Docteur, espérer une guérison complète. Presque tous les remèdes que j'ai employés jusqu'ici m'ont tout d'abord procuré une certaine amélioration, mais elle a été de courte durée.

» J'ai consulté beaucoup de médecins, M. Hardy, médecin en chef de l'hôpital Saint-Louis, à Paris, m'a traité pendant six mois sans aucun résultat. J'ai pris les eaux d'Uriage trois années de suite ; elles m'ont fait du bien, mais pour deux mois. J'étais résolu à en rester là, etc. »

On voit par cette première lettre, que le R. Père Siméon combattait, par la feuille de chou, avec une égale espérance de succès : 1° une céphalalgie avec chaleur à la tête datant de cinq ans ; 2° un sentiment de froid aux pieds, très incommode et se faisant sentir même par les plus grandes chaleurs, et 3° une dartre à la lèvre supérieure datant de dix ans, héritage d'un père qui avait la sienne siégeant au même lieu et l'avait portée jusqu'au tombeau. Ces trois affections de nature différente, les deux premières de nature opposée, s'améliorent cependant chez le même sujet, et par un seul moyen employé extérieurement. Dans une réponse, je conseillai au R. Père Siméon d'appliquer sur sa lèvre des bandelettes de feuilles de chou. Le 12 septembre, le Père Siméon m'écrivait :

« Je vais certainement mieux ; il n'y a pas encore guérison entière ; elle viendra plus tard, je n'en doute pas. Le résultat déjà obtenu est très satisfaisant. Ma lèvre est presque guérie ; de loin en loin il apparaît quelques petits boutons blancs, mais ils disparaissent bien vite sous l'heureuse influence des feuilles de chou.

« Ma tête n'est pas complètement débarrassée. Elle le serait si le manque de chou ne m'avait pas forcé de suspendre mon traitement. En somme, je suis bien satisfait, j'ai pu composer 24 instructions sans trop de fatigue, tandis qu'avant le traitement il m'était impossible d'écrire une page de suite. Voilà un beau résultat, Dieu soit béni ! »

Un professeur du grand séminaire de Romans était atteint de céphalalgie et devait, pour s'en délivrer, prendre du repos, mais grâce à des applications de feuilles sur le front, il a guéri et a continué d'enseigner.

Au grand séminaire de Romans où les vertus du crucifère sont connues, on s'en applique sur le front pour combattre les céphalalgies, les maux de tête et ce moyen est généralement suivi d'un prompt succès, si la maladie n'a pas la constipation pour cause.

De la cicatrisation des plaies, des ulcères, par la feuille de chou.

Ls anciens admetttaient des remèdes cicatrisants. La feuille de chou en possède la propriété à un haut degré de perfection.

Dans le traitement des plaies virulentes, la cicatrisation, sous la feuille, s'opère seulement quand, dégagées du virus, ces plaies sont devenues saines.

Dans celui des ulcères, la cicatrisation, sous la feuille, a lieu quand l'humeur qui a causé et qui entretient l'ulcère, a été sortie de l'économie, en sorte que la guérison, dans ces différents cas, est parfaite et sans danger. Une cicatrisation obtenue sous la feuille de chou, est encore de la plus belle apparence.

Guigard, mobile, eut les pieds congelés en 1871. A l'hospice de Romans. où il fut amené, Guigard perdit les méta-tarsiens des deux pieds. J'en pensai les plaies par les feuilles et leur cicatrice ressemble si bien à la peau saine, qu'on croirait Guigard né avec ces mutilations.

La feuille corrige même les difformités d'une cicatrice, pourvu qu'elle ne soit pas trop ancienne. Sous la feuille, le premier travail qui s'opère, c'est l'ulcération des inégalités, des coutures de la cicatrice, puis il se forme au niveau de la peau, une nouvelle cicatrice qui, cette fois, est lisse, souple d'un bel aspect.

On comprend, dès lors, combien il importe de panser, avec les feuilles, les plaies, les ulcères qui siègent sur une partie apparente, et que les brûlures profondes dont les cicatrices sont presques toujours défectueuses, devront être pansées avec le crucifère, surtout quand elles sont au moment de se fermer.

Mademoiselle Rosalie Génissieu, 22 ans, blonde, tempé-rament lymphatique, prit en 1874, un engorgement glandu-laire derrière l'angle de la machoire à droite. Cet engorge-ment s'abcéda et s'ulcéra dans une étendue de quatre cen-timètres. Il suppurait depuis un an quand un second en-gorgement survint à la même région du côté gauche. Il parvint aussi à suppurer et s'ulcéra dans les mêmes propor-tions que le premier.

Au printemps 1876, l'ulcère de droite était cicatrisé dans ses trois quarts inférieurs. La cicatrice était inégale, mame-lonnée, d'un rouge bleuâtre. L'ulcère de gauche était entiè-rement ouvert. Depuis, la malade a fait, avec fort peu de suite, des applications de feuilles de chou sur ces deux points. En voici le résultat, octobre 1876 :

La cicatrice à droite est complète. Parfaitement lisse, elle se fond dans le derme environnant dont elle diffère, cependant, par une plus grande blancheur.

L'ulcère à gauche est complètement cicatrisé. La cicatrice est également lisse ; elle est rosée.

Commotion du cerveau. — GUÉRISON.

Cette guérison m'est personnelle. Je touche à ma 78e année et j'ai la gaucherie de mon âge. Le 10 décembre 84, à dix heures du matin, je tombai de toute ma longueur sur un trottoir et ma tête frappa contre le mur voisin. J'y ressentis d'abord une vive douleur, et, dans le reste de la journée, de la pesanteur et des douleurs passagères. Vers les dix heures du soir ces douleurs augmentèrent et devinrent continues. Je perçus bientôt de sourds battements dans le cerveau, de fortes pulsations dans les temporales et tandis que j'avais la peau brûlante, je frissonnais. J'avais sous la main des feuilles de chou, je m'en appliquai sur le front et deux heures après tous ces symptômes bien amendés me permettaient de m'endormir. Le 11 au matin, ils avaient disparu.

Dans la journée j'eus la tête pesante et vers les neuf heures du soir reparurent les symptômes de la veille ; ils cédèrent à une nouvelle application de chou pour ne plus revenir.

Contusions.

La feuille de chou est souveraine contre les contusions. En preuve je pourrais rapporter plusieurs guérisons, mais celle que m'a communiquée M. Loviat, curé de Saint-Claude, banlieue de Besançon, doit suffire.

M. Loviat desservait alors la paroisse de Mancenans, près de l'Isle-sur-le-Doubs. Un jeune homme, son paroissien, charretier dans un moulin, s'étant endormi sur sa voiture, en tomba, et une roue lui passa sur une jambe. Il fut transporté chez lui et visité par deux médecins de l'Isle-sur-le-Doubs. L'état du membre leur parut en exiger l'amputation ; « mais, dirent-ils à la mère du blessé, avant de la pratiquer, il serait bon de prendre l'avis d'un troisième médecin. » La chose convenue, on s'adressa à un chirurgien de Montbéliard. Il vint, assisté par les deux médecins de l'Isle, visiter le blessé. Tous trois, après examen, conclurent à la nécessité d'une amputation et l'urgence leur en parut telle, que le lendemain fut pris pour y procéder.

Les médecins partis, M. Loviat, qui connaissait ma Notice sur les propriétés médicales de la feuille de chou, conseilla à la mère du blessé d'en recouvrir sa jambe. Elle le fit aussitôt; c'était vers les cinq heures de l'après-midi. Après ce pansement le jeune homme souffrit de moins en moins et finit par s'endormir, et son sommeil dura, sans interruption, jusque vers les huit heures du matin. S'éveillant alors il s'écria : « Mère, je suis guéri; je remue ma jambe! »

Au même moment arrive un des médecins de l'Isle. Il devançait l'heure du rendez-vous et venait préparer ce qui serait nécessaire à l'amputation : — Mon fils est guéri, lui dit la mère dès qu'elle l'aperçut — Impossible, répond le médecin; mais voyons. — On enlève les feuilles : elles sont remplies d'une sérosité sanguinolente; la jambe, qui en est couverte, est essuyée. Elle paraît alors complètement désenflée, et sa couleur est celle de la jambe saine. — Non, dit l'homme de l'art, une amputation n'est point nécessaire et il partit. — Huit jours après, le jeune homme avait repris son travail. — Toute réflexion pour faire ressortir le service rendu à ce jeune homme par la feuille de chou serait superflu.

Dartres.

On a vu plus haut que le R. P. Siméon portait à la lèvre supérieure une dartre qui, traitée par des applications de bandelettes de feuille de chou, était en voie de guérison. Cependant elle datait de dix ans et de plus elle était héréditaire. Enfin elle a complètement guéri.

Une dartre récente, ayant de l'étendue, a cédé à la feuille en trois semaines, sans aucun traitement interne. Voici l'histoire de dartres fort graves.

1er cas. — Rochas, 62 ans, portait une dartre déjà ancienne lorsqu'il entra au service militaire. Etant à Paris, il fut admis à l'hôpital du Val-de-Grâce pour cette affection et traité par les sudorifiques, les purgatifs et des bains sulfureux. Il sortit de l'hôpital n'étant point guéri.

Voici la marche de cette affection :

L'hiver elle est peu apparente, mais aux premières chaleurs elle reparaît avec toute sa violence. La marche en est composée d'accès débutant par de vives démangeaisons qui sont suivies de rougeurs, puis de suintement, ensuite de larges écailles. Le malade appelle crise cette suite de symptômes, et il ajoute : « après une crise il en vient une autre. »

Le front, le crâne furent le siège de la maladie jusqu'en 1855. Comme elle était alors en pleine évolution, elle disparut brusquement sans cause connue, et Rochas fut presque aussitôt atteint d'une surdité qui ne lui permettait pas d'entendre le bruit du tonnerre ni le son des cloches. Peu de temps après, Rochas gardant toute sa surdité, sa dartre fit subitement irruption aux deux bras, au bas-ventre et à la plante des pieds. Aux mains et aux doigts la dartre cause des crevasses. A la plante des pieds, elle forme des croûtes composées d'écailles superposées. Elle cause des démangeaisons et des élancements habituellement très pénibles; mais dans les derniers jours de juin et la première quinzaine de juillet 1874, élancements et démangeaisons devinrent insupportables, et rendaient au malade le séjour au lit impossible; il y était à peine qu'il était obligé d'en sortir, de s'agiter et de courir.

C'est dans ces conditions que je visite Rochas, le 18 juillet 1874, pour la première fois. Voici le traitement que je lui

conseille : Tisane de saponaire ou de douce-amère, purgation deux fois par mois avec calomel et jalap en poudre, et
enfin application de feuilles de chou sur les bras et sur le
bas-ventre. Les applications de feuilles précédées de lotions
sont renouvelées matin et soir. Déjà la nuit du 18 au 19,
Rochas put garder le lit et dormir, et depuis il ne s'est plus
levé pendant la nuit.

Après deux grands mois de ce traitement, Rochas n'est
pas guéri mais son état s'est bien amélioré. Le 22 septembre les bras et le bas-ventre ont repris leur couleur naturelle : on n'y voit ni rougeur ni écailles ; le malade y ressent
encore de rares élancements et de rares démangeaisons. Les
mains et les doigts sont rosés à la face interne, les crevasses y sont cicatrisées. Rochas reprend de la souplesse dans
ses organes et peut travailler de son état de cordonnier,

A la plante des pieds, bien qu'on n'y applique pas de
feuilles, les croûtes s'y détachent et laissent les téguments
lisses et rougeâtres. Rochas est moins sourd ; quelquefois
il entend le son des cloches, pas toujours.

Enfin le 18 décembre, la dartre au bas-ventre est guérie:
elle l'est au bras et à la plante des pieds ; mais les mains, si
Rochas cesse pendant quatre à cinq jours de les couvrir de
feuilles pendant la nuit, lui picotent, puis elles enflent.

La maladie de Rochas avait plus de 40 ans, cependant
depuis son traitement au Val-de-Grâce, il n'en avait suivi
aucun. Quand il me fit appeler, le 18 juillet 1874, il y avait
un mois que des élancements et des démangeaisons l'empê-
chaient de dormir et de séjourner au lit, et après une première application de feuilles, ces symptômes perdant de leur
violence, Rochas put dormir et rester au lit la nuit entière.
Sous les feuilles, le bras gauche où se fit la première application, sécréta abondamment et cette sécrétion fut utile à
toutes les surfaces malades. Ce phénomène de l'action de la
feuille de chou à distance, s'était produit chez le R. Père

Siméon, dont la dartre tendait à disparaître dans les premiers jours de son traitement, bien qu'il fit des applications de feuilles sur la tête pour cause de céphalalgie. Il se montre avec évidence chez Rochas dont la plante des pieds a complètement guéri sans aucune application.

Ces faits curieux résolvent le problème de la nature des affections dartreuses. Ce genre d'affections guérissant par une excrétion d'humeur que provoque la feuille de chou, leur cause prochaine est interne; par conséquent elle est constituée par des principes viciés.

Le 22 juin 1876, j'ai fait au père Rochas, une visite pour m'assurer de la persistance de sa guérison. Eh bien! ses bras, le bas-ventre, les pieds ne portent aucune trace de la maladie. Il y éprouve bien quelques rares démangeaisons sans autre manifestation. De loin en loin la paume de ses mains s'enflamme légèrement; elle menacerait de se crevasser, mais l'application de la feuille de chou pendant une ou deux nuits suffit pour combattre ces accidents.

Parmi plusieurs guérisons de dartres anciennes et rebelles, obtenues par la feuille de chou, depuis la publication de cette notice, il en est une qui mérite d'être rapportée. Il s'agit d'une dartre squammeuse sèche aux deux mains.

2e CAS. — Le malade, M. Philippe Boyer, de Bourg, employé chez M. Phèdre, à Romans, en raconte ainsi l'histoire et la guérison:

« En juin 1870, trois mois après mon entrée en apprentissage, je fus atteint d'une maladie de peau aux deux mains. Elle commença par une forte démangeaison qui dura de deux à trois jours, après quoi la peau blanchit, se durcit, se couvrit d'écailles dont la chute était suivie de crevasses très douloureuses et quelquefois saignantes. La pulpe des doigts en fut d'abord atteinte, puis les articulations, enfin la paume des mains tout entière. Je fus obligé de suspendre mon travail pendant quinze jours. Le docteur Hernandès que je consultai, me fit graisser les mains avec une pommade composée d'axonge et de glycérine. Ce moyen ne réussissant pas, il y fit ajouter du cérat de Galien sans plus de succès.

» Pendant ce traitement, pendant des alternatives de mieux et de plus mal, de travail et de repos, l'été s'écoula et dès les premiers froids ma maladie disparut pour tout l'hiver suivant ; je me crus guéri. Mais dès les premières chaleurs de l'été 1871, mes mains redevinrent ce qu'elles avaient été, l'été précédent, et depuis, chaque année, ma maladie revient, avec cette circonstance qu'à chaque retour elle devance l'époque du retour précédent. Aussi s'est-elle déjà montrée en janvier 1876 ; je craignais qu'elle ne devînt continue.

» Après M. Hernandès je consultai deux autres médecins. Ils m'ordonnèrent des remèdes qui, comme ceux de M. Hernandès, n'eurent pas plus d'effet que ceux des bonnes femmes dont j'ai usé largement.

» A la première apparition de ma maladie, en janvier 1876, j'ai, d'après le conseil du docteur Blanc, médecin de mon patron, enveloppé mes mains, mes doigts avec des lambeaux de feuilles de chou. J'ai éprouvé du soulagement dès les premières applications, et j'étais guéri après un mois d'emploi de ce remède. Nous voilà à la fin de juin et mon mal n'a pas reparu. Si, par hasard, mes mains rougissent sur quelques points, j'y applique des feuilles et aussitôt le mal disparaît. »

3e CAS. — M. Martin, 56 ans, marbrier, rue Saint-Vincent, 37, à Besançon, porte depuis 27 ans, une dartre furfuracée à la jambe gauche. Elle entoure le quart inférieur de ce membre. Le siège en est rougeâtre, couvert de furfurs, le matin particulièrement, et cause de vives démangeaisons. Cette affection a résisté à de nombreux traitements.

Dès les premiers jours de novembre 1881, elle est attaquée

avec des feuilles de chou : bientôt les démangeaisons diminuent et déjà, vers le 15 décembre suivant, rougeur, furfurs, démangeaisons avaient disparu. Une purgation au calomel et au jalap complète la cure.

La rapidité de la guérison de M. Martin et de celles qui
vont suivre tient à ce que, maintenant, dans le traitement
des affections dartreuses, je viens en aide à la feuille de
chou par des frictions avec une pommade spéciale dont j'ai
confié la formule à M. Aubergier, pharmacien de 1re classe,
rue Morand, à Besançon. Lui envoyer, suivant l'étendue de
la dartre et de son ancienneté, 2 ou 4 francs et l'on recevra
franco un demi ou un pot de ladite pommade avec une ins-
truction sur la manière de s'en servir.

4e cas. — Le 2 juillet 1882, je suis appelé à donner des
conseils rue des Granges, 1, à M. Maurice Soriat, 28 ans,
d'une apparence de santé magnifique. Il est atteint, aux
deux talons, d'une affection cutanée consistant en une hy-
pertrophie du derme ressemblant à une pâte sèche profondément crevassée. Voilà un an que la maladie a commencé
par une crevasse sous chaque talon. Aujourd'hui ils en sont
l'un et l'autre recouverts. Ces crevasses sont douloureuses,
gênent la marche et causent de vives démangeaisons. A
l'entour des crevasses, à la plante des pieds jusqu'aux mal-
léolles la peau est rouge et couverte d'écailles, Grâce à ces
derniers symptômes, j'ai diagnostiqué une dartre où l'on
avait cru avoir affaire à de simples crevasses.

Traitement.— Matin et soir frictions avec la pommade anti
dartreuse et application de feuilles de chou Après quinze
jours de ce traitement les douleurs avaient cessé ; les crevasses, les démangeaisons avaient disparu, le derme était
rosé, et, après six semaines, pendant lesquelles le malade
fut purgé trois fois avec calomel et poudre de jalap, il était
guéri.

5ᵉ CAS. — M. Courton, ébéniste, Grande-Rue, maison Dodivers, a 72 ans. En voilà vingt qu'il est atteint de dartres aux deux jambes. Cette maladie a débuté par une excoriation en arrière de la malléole externe du pied gauche. De là, prenant sa forme, elle s'est étendue sur le cou-de-pied et sur la moitié inférieure de la jambe. Pendant ce temps, la dartre s'est déclarée sur le pied et la jambe droite, mais dans de moindres proportions. Ces membres présentent des varices. Seules elles avaient fixé l'attention et on les combattait par un bandage roulé qui était renouvelé tous les deux jours.

Etat des membres malades : rougeur, vives démangeaisons. Ils se couvrent de larges écailles micacées qui tombent au plus léger frottement quand on en renouvelle le bandage. L'excoriation, près de la malléolle, est aujourd'hui un ulcère profond, douloureux, de 2 centimètres de diamètre.

Traitement. — L'ulcère est lavé à l'eau pure ; il est recouvert de petites bandelettes de feuilles, les jambes sont frictionnées avec la pommade antidartreuse, puis enveloppées de feuilles, on applique ensuite le bandage. Matin et soir on renouvelle cette opération. Le malade prendra de la tisane de douce-amère.

Après 40 jours de ce traitement, plus deux purgations par le calomel et la poudre de jalap, la dartre était guérie aux deux membres : il restait, il reste encore l'ulcère que l'on continue de traiter par des bandelettes de feuilles de chou. (20 octobre 1882.

Eclampsie.

L'éclampsie a pour symptômes constitutifs, chez une femme pendant et après le travail de l'enfantement, la perte de la connaissance, un sommeil comateux et des crises de

4

convulsion. Les convulsions, chez les nouveaux-nés, prennent aussi le nom d'éclampsie.

S'il était vrai, comme l'affirment quelques observateurs, que dans l'éclampsie la température augmente et que ses degrés mesurent la gravité de cette maladie, je me plairais à croire que le chou en serait le spécifique, puisque cette plante possède un pouvoir réfrigérant à un degré très puissant.

Voici une guérison de cette maladie.

Le 7 mai 1875, est entrée à la Maternité, à Romans, J. E., venant d'une pension où elle croyait faire ses couches ; mais comme elle a été atteinte, dès le commencement du travail, de convulsions qui allaient croissant, la sage-femme craignant une catastrophe chez elle, s'est déchargée de la malade au plus vite.

La jeune fille, qui est primipare, est née, sa mère ayant des crises d'éclampsie. Les siennes sont sans interruption. Nous procédons immédiatement à sa délivrance, la sage-femme attachée à l'hospice et moi ; puis les crises continuant, nous lui recouvrons le front et l'abdomen de feuilles de chou. Cette opération est renouvelée plusieurs fois par jour. Les feuilles qui ont servi sont couvertes d'une abondante sérosité. Les crises, par ce traitement, perdent peu à peu de leur violence et cessent le sixième jour. La malade souffrant encore de la tête, on continue les applications de feuilles sur le front. Elle s'en dégoûte bientôt. Elle souffre encore de la tête, le 4 juin, quand elle sort de l'hospice (1).

On verra dans la suite de ce travail, que la feuille de chou est d'une grande efficacité dans le traitement de la fièvre puerpérale et de la maladie appelée *Phlegmasia alba dolens*. Si elle jouit d'une égale efficacité contre les convul-

---

(1) Le sirop de chloral employé largement, réussit très bien, dit-on, dans l'éclampsie.

sions des jeunes enfants, cette plante bénie sera la ressource providentielle des jeunes ménages.

Eczéma.

L'eczéma appartient à la famille des dartres, famille nombreuse et d'un classement difficile. Vulgairement on ne connaît que les dartres farineuses et crustacées. A cette dernière espèce se rapportent les guérisons dont, au mot dartre, j'ai donné l'histoire.

L'eczéma est une affection consistant dans l'éruption de petites vésicules, très rapprochées les unes des autres, à base enflammée, contenant une sérosité ordinairement limpide, lactescente quelquefois. Ce liquide s'écoulant se dessèche et forme tantôt des croûtes minces et blanchâtres, tantôt des croûtes plus épaisses et jaunâtres, qui tombant, font place à de nouvelles vésicules. Vésicules et croûtes peuvent se succéder indéfiniment et se compliquer d'ulcération. Cette maladie qui résiste longtemps aux médications que la pratique lui oppose, cède facilement aux applications de feuilles de chou.

Par une coïncidence heureuse, pourrais-je dire, au point de vue d'une étude expérimentale, j'ai eu en même temps, dans mon service à l'hospice de Romans, trois cas d'eczéma à traiter. En voici le résultat :

1er CAS. — Ferrère, 67 ans, cultivateur, entre à l'hospice le 9 juillet 1876. Le soir je lui applique des feuilles sur son eczéma qui siège sur le tiers inférieur de la jambe et sur le cou-de-pied, à droite. Là, les téguments sont enflammés. On y voit des vésicules et des ulcérations ; la jambe jusqu'au genou et le pied sont enflés. Les jours suivants, matin et soir, je renouvelle mon application de feuilles. — Le 16 suivant, après huit jours de traitement, Ferrère sortait de l'hospice ; il était guéri.

2e CAS. — Le même jour, le sieur Maisonneuve est entré à l'hospice de Romans pour un eczéma au tiers inférieur des deux jambes. Ici les vésicules sont très petites et très pressées, les ulcérations rares, la peau rouge et les jambes enflées jusqu'au genou. — Le traitement consiste toujours dans des applications de feuilles de chou renouvelées matin et soir. — Le 7 août suivant, Maisonneuve sortait de l'hospice guéri.

3e CAS. — Femme Pain, 60 ans, entre à l'hospice le 12 juillet, portant à la partie inférieure de la jambe et sur le cou-de-pied, à gauche, un eczéma à vésicules développées, purulentes et à plusieurs larges ulcérations, dont la base est rouge et enflammée. Le pied, la jambe sont enflés. — Même traitement que dans les cas précédents ; guérison de l'eczéma au commencement d'août, et le 10 sortie de l'hospice.

4e CAS. — Un eczéma datant de sept ans, ayant résisté à bien des médications et siégeant sur la lèvre supérieure, le nez, chez une personne découragée et bien résolue de ne plus tenter aucun remède, a cédé à la feuille de chou dans l'espace de trois mois. La guérison s'est maintenue voilà quatre ans. Elle appartient à Mme Bozona de Romans. Cette dame m'a gracieusement autorisé à la nommer.

Dans une lettre datée de Romans, 25 janvier 1882, Mme la marquise de Salmard, me dit-on, s'est guérie par des applications de feuilles de chou, d'un eczéma contre lequel elle avait épuisé tous les remèdes.

Eczéma, Engelure, Entorse. — GUÉRISON.

Par la transcription que je vais faire d'une lettre qui m'a été adressée de Paris, le 30 décembre 1875, par un religieux, je rapporterai le soulagement ou la guérison de chacune des maladies ci-dessus, obtenue par la feuille de chou.

« Monsieur le Docteur,

» Je viens vous remercier de la bonté que vous avez eue d'écrire quelques lignes d'explication pour un eczéma, qu'un de nos frères a eu sur les deux mains. De tous les remèdes employés, c'est la feuille de chou qui lui a fait le plus de bien. Il va mieux, seulement comme ses occupations exigent que ses mains ne soient pas toujours enveloppées, la guérison est plus difficile. Quand la démangeaison arrive, il applique des feuilles de chou et aussitôt la démangeaison disparaît. Il est convaincu qu'il guérirait bien vite s'il pouvait avoir les mains constamment enveloppées de feuilles de chou.

» Ce bon frère a son père âgé de 80 ans, qui, s'étant fait une entorse au genou, avait employé toute espèce de remèdes pendant plusieurs mois, sans en être soulagé. Il lui a écrit et lui a conseillé les feuilles de chou, qui ont été aussitôt employées et au bout de huit jours d'application de feuilles sur son genou, ce bon vieux père était guéri, et si bien guéri qu'il a pu, sans en être incommodé, aller voir un de ses enfants demeurant assez loin de chez lui.

» Un Monsieur avait des engelures aux pieds. Depuis cinq ans elles lui revenaient aux premiers froids et duraient tout l'hiver. Il s'est appliqué des feuilles de chou pendant huit jours et il est complètement guéri, etc. »

Ainsi, on le voit, les malades, les parents et les amis des malades multiplient l'emploi de la feuille de chou et me précèdent dans cette voie; ils lui font faire des merveilles; c'est la remarque de mon correspondant. — Dans le cas suivant qui m'a été également communiqué, les suites d'une entorse auraient été prévenues.

Ma Notice avait été envoyée à Avallon d'où l'on écrit à la personne qui avait fait cet envoi, de me faire part d'une cure opérée instantanément par la feuille de chou. — Une demoiselle que l'on nommait, allant faire une visite, se fit une entorse au moment d'arriver. La douleur était vive et le pied enflait. On y appliqua des feuilles de chou et quelques heures après, cette demoiselle put rentrer à pied chez elle sans en souffrir. Depuis elle n'a éprouvé aucun ressentiment de son accident.

Erysipèle.

Les deux cas de céphalée chez des militaires dont j'ai rapporté la guérison, avaient succédé à un érysipèle du cuir chevelu, traité par un topique astringent qui avait empêché la sortie des principes viciés, cause de cette dernière affection. Retenus dans les tissus, ces principes en ont irrité le système nerveux et causé la céphalée dont les feuilles ont procuré la guérison et qu'elles auraient prévenue par leur action attractive, si on les eût appliquées sur l'érysipèle. Je rapporterai trois guérisons d'érysipèle par les feuilles de chou : le premier complique un ulcère ; le second fut causé par la morsure d'un chien, et se compliqua de gangrène ; le troisième avait été causé par un phlegmon gangreneux.

1er CAS. — Masse, ouvrier maçon, âgé de 31 ans, a été apporté à l'hospice de Romans le 14 septembre 1869, pour un érysipèle de tout le membre pelvien gauche : des malléoles au genou, les téguments sont très rouges, et du genou au pli de l'aine, ils sont brillants et roses. Masse souffre cruellement.

Cet érysipèle a pour cause un ulcère de 5 centimètres de diamètre, sécrétant une sérosité sanguinolente et ayant son siège à la partie moyenne de la face externe de la jambe. Cet ulcère a des antécédents qui méritent d'être connus.

En juin 1868, Masse se blessa à la jambe ; il continua de travailler, mais sa blessure s'étant enflammée, puis ulcérée, il fut contraint de garder le lit et de réclamer des soins. Il guérit en deux mois et reprit son travail bientôt après.

La cicatrice du précédent ulcère s'étant, en avril 1869, enflammée et ulcérée, Masse suivit un second traitement. Il consista en cataplasmes de farine de lin, de dextrine, en cautérisation par la teinture d'iode. Ce traitement dura huit semaines.

Masse travaillait depuis un mois environ, lorsque dans le courant d'août sa nouvelle cicatrice s'est enflammée et ulcérée, puis l'ulcère s'est compliqué de l'inflammation érysipélateuse dont j'ai parlé et dont voici le traitement.

D'abord lotion de l'ulcère à l'eau pure, puis application de bandelettes de feuilles sur l'ulcère et de feuilles sur la jambe seulement. Après huit jours de lotions et d'applications cet immense érysipèle, dont la complication phlegmoneuse était imminente, était jugé.

Masse sortit de l'hospice le 10 octobre suivant, après y avoir séjourné 26 jours. Il était guéri et de son érysipèle et de son ulcère.

Cette guérison a un double intérêt, d'abord au point de vue de l'érysipèle dont les dimensions étaient redoutables et dont la guérison par les feuilles a été fort prompte, mais aussi au point de vue de l'ulcère. Traité cette fois par les feuilles de chou, il a guéri en 26 jours, bien qu'il fût dans de mauvaises conditions, et trois ans après il n'avait pas récidivé, bienfait qui trouverait son explication dans le mode d'action du crucifère; tandis que traité différemment, le même ulcère a mis, bien qu'il fût dans de meilleures conditions, une fois, deux mois à guérir et une autre fois davantage et toujours la récidive a suivi de près la guérison.

2e CAS. — Vérillac, 73 ans, a joui d'une santé magnifique. Il a, en exerçant le métier de charpentier, beaucoup gagné et dépensé dans d'égales proportions. Aujourd'hui il a un tremblement musculaire et il mendie.

Le 28 novembre 1872, comme il était en tournée, à la

campagne, un chien lui emporta un lambeau de son panta-
lon et un peu de sa peau. Il ne s'arrêta pas d'abord, mais le
2 décembre, la douleur le contraignit de prendre le lit. On
couvrit sa blessure de cataplasmes de farine de lin. Le 14
suivant, Vérillac prit des frissons, de la céphalalgie et du
délire. Le 18, il fut transporté à l'hospice où, dès qu'il fut
couché, on recouvrit le membre malade d'un cataplasme.

Le lendemain je visite Vérillac; il a passé la nuit sans
dormir. Il a eu un délire violent et ce délire continue. Il se
plaint de sa tête; sa figure est vultueuse, sa peau brillante,
son pouls dur et fréquent, sa langue saburrale; il est altéré.

Une plaie de forme arrondie, de 3 centimètres de diamètre, intéressant la peau, siège au centre du mollet gauche. Le pied est œdématié, la jambe, des malléoles au
genou, est rouge et tuméfiée. Au côté interne du mollet sont
trois phlyctènes du volume d'une noix; on en voit plusieurs
au creux poplité, qui ont le volume d'un pois ou d'une
aveline.

La cuisse est très enflée; elle est tendue, luisante et de
couleur normale. Les lymphatiques en sont très douloureux,
mais, à raison de l'enflure du membre, ils ne sont accessibles ni à la vue ni au toucher. Les glandes inguinales sont
proéminentes et douloureuses.

J'applique des feuilles de chou autour de la jambe. Le
soir, ces feuilles sont couvertes de gouttelettes; je les remplace après lotions. La nuit suivante, le malade délire
moins et dort quelques instants, ce qu'il n'avait pas fait depuis huit jours. La jambe, le matin, est moins rouge à sa
face antérieure et à sa face externe. Elle est violette dans
les autres sens. La portion des téguments où la veille se
voyaient des phlyctènes, est déprimée et grisâtre. Le mollet
est devenu pâteux et a pris un grand développement dans
les parties postérieures et internes. En ces points les dou-

leurs sont violentes. Dans la nuit du 20 au 21, Vérillac dort davantage que la précédente et son délire u cessé.

Le 21, au pansement du matin, du pus s'échappe en grande abondance par trois ouvertures formées aux dépens des téguments où siégeaient les phlyctènes. Le foyer purulent est très vaste ; il s'étend jusque sous le creux poplité où les petites phlyctènes ont disparu sans laisser de traces.

La suppuration est très abondante pendant plusieurs jours ; elle entraine une quantité de tissu cellulaire mortifié. Le 9 janvier 1873 elle est tarie. La jambe, la cuisse, les glandes inguinales sont désenflées. Il reste de l'érysipèle de Vérillac, de l'œdème au pied et à la jambe, un ulcère de 8 à 9 centimètrés de diamètre ; c'était le résultat de la réunion en une seule, des trois ouvertures dues à la gangrène. Cet ulcère était cicatrisé à la fin de mars. L'érysipèle et l'ulcère ont été constamment pansés avec des feuilles de chou.

Cette guérison doit paraître merveilleuse si l'on considère l'âge du sujet et la gravité de son affection. Elle nous montre combien est prompte et efficace l'action de la feuille de chou. En effet, déjà dans la nuit du 20 au 21 décembre, après 12 heures d'application du végétal, Vérillac a dormi un peu et a déliré moins ; après 48 heures de ces applications le délire a cessé. Les phlyctènes, sous le jarret, annonçaient l'imminence de la gangrène en ce point, les feuilles l'arrêtèrent court. Si elles ne l'arrêtèrent pas au mollet où l'altération était trop avancée, il est à croire qu'elles la limitèrent. Elles hâtèrent aussi la formation du foyer purulent et le circonscrivirent.

3e CAS. — Romieux, 46 ans, entre à l'hospice de Romans le 17 février 1877. Il porte un ancien ulcère qui a son siège à la partie antérieure de la jambe gauche, vers son tiers inférieur, au centre d'une bande inflammatoire de 15 centimètres de hauteur et faisant le tour du membre. Le pied et le mollet sont enflés sans changement de couleur à la peau. Romieux est aussitôt mis au lit, puis on recouvre sa jambe d'un vaste cataplasme.

Les jours suivants, 18, 19 et 20, matin et soir, le 21 le matin seulement, on continue les cataplasmes, le malade le voulant ainsi. Cependant des cordons rosés s'élevant vers la partie interne de la cuisse me font faire des réserves.

Dans l'après-midi du 21, Romieux prend le délire. A ma visite du soir, je lui enveloppe la jambe de feuilles de chou; quelque temps après il les enlève, sort de son lit, parcourt la salle, monte sur les tables et tient, sur sa jambe, les propos les plus incohérents, les plus étranges.

Le 22, à ma visite du matin, je trouve Romieux levé, continuant à délirer à propos de sa jambe. Je le conduis à son lit, promettant de faire repousser sa jambe par des feuilles de chou. Romieux se rend à ce beau raisonnement. — Voici l'état du membre :

Le pied très tuméfié est rosé. Au-dessus de la malléole interne, sur une étendue de 7 à 10 centimètres, les téguments sont noirs. La bande inflammatoire qui entoure la jambe et comprend l'ulcère, est très foncée. Au-dessus de cette bande jusqu'au pli de l'aine, le membre est très enflé ; il est rosé.

Application de feuilles de chou autour du membre dans toute sa longueur. Un bandage roulé, solidement appliqué, les garantira contre les tentatives du malade. Du reste, il sera surveillé. — Le soir du 22, même pansement, potion calmante.

La nuit suivante moins de délire, peu d'agitation, sommeil. — Le matin du 23 peu de délire ; la cuisse désenfle ; elle présente une couleur naturelle sur une large surface. Le mollet offre les mêmes conditions ; la gangrène n'a pas fait de progrès. Du côté du pied pas de changement. — Le 24, plus de délire. Le 27 la cuisse est désenflée, le malade la pince et n'en souffre pas. A son avis il est inutile d'y

appliquer des feuilles. Bien que des points rougeâtres témoignent dans un autre sens, je me rends au désir du malade. Mais au pansement suivant, Romieux, dont la cuisse
a enflé et repris sa couleur rosée, réclame des choux. Nous
revenons donc à nos premiers pansements, et bientôt la
cuisse désenfle. Dès le 1er mars elle ne présente aucune
trace de sa maladie. On y supprime les feuilles. On en continue l'emploi sur l'ancien ulcère et sur celui qui a succédé
à la chute de l'eschare par gangrène; on en continue l'emploi sur le pied qui est toujours rouge et enflé, et sur la
partie inférieure de la jambe seulement. le mollet, comme
la cuisse étant guéris. Plus tard il se forme successivement
un phlegmon sur le dos du pied, puis un deuxième en dessous de la malléole externe ; enfin un troisième sur le tiers
inférieur de la jambe. Ces divers accidents exigeront un
long traitement, mais enfin tout danger a disparu, et la
guérison de Romieux est certaine.

Avant de traiter Romieux j'avais été témoin de la guérison de plusieurs cas d'érysipèle phlegmoneux et gangreneux par la feuille de chou. Eh bien ! quand j'en ai fait
l'application à ce malade, je pensais la mettre à une épreuve
suprême et je redoutais un insuccès. Mes craintes ont peu
duré puisque déjà le soir du 23, après 12 heures d'application du végétal, les symptômes s'étaient améliorés : arrêt
de la gangrène, moins d'enflure inflammatoire à la cuisse
et moins de délire. Amélioration plus manifeste le 24 ; tout
danger est alors conjuré.

Pour qui connait la gravité de l'érysipèle phlegmoneux
et gangreneux ayant envahi la totalité d'un membre, et
l'insuffisance des remèdes que l'art lui oppose, la guérison
qu'on en obtient sûrement et promptement par la feuille de
chou, cause des éblouissements. La feuille de chou est
donc un spécifique de l'érysipèle phlegmoneux.

(Dans le traitement de tout érysipèle, j'emploie, quand on

y consent, l'application de la feuille de chou sur la surface
enflammée. Elle calme la chaleur et la douleur mieux,
plus promptement que tout autre topique ; et, chose inap-
préciable! elle ne fait point courir au malade les dangers
d'une rétrocession.)

Excoriations.

Une jeune enfant (5 mois), appartenant à M. Schassma-
cher, était, depuis plusieurs semaines, traitée pour des excoriations aux deux fesses et aux organes génitaux, sans
aucun succès. Un médecin fort recommandable dirigeait le
traitement. Cette enfant souffrait cruellement, surtout après
l'émission des urines, elle était presque toujours en pleurs.
Je la visitai dans les premiers jours de mai 1881, et je conseillai des lotions à l'eau pure, de toutes les surfaces exco-
riées, et d'y appliquer des demi-feuilles bien choisies et bien
roulées ; de répéter plusieurs fois par jour ce pansement, de
le répéter la nuit. En 48 heures les douleurs se calmèrent
et dix jours après l'enfant était guérie.

Fièvres.

La fièvre ou les fièvres sont ordinairement accompagnées
de céphalalgie et de douleurs musculaires. La feuille de
chou appliquée sur la tête, les membres et les reins, combat heureusement ces complications.

Mais l'action du crucifère pourrait-elle atteindre la cause
immédiate d'une affection fébrile? L'expérience aurait,
dans des cas, peu nombreux encore, prononcé dans ce sens,
pour la fièvre miliaire, par exemple, et pour la fièvre puerpérale. Dans l'hypothèse très probable où la fièvre typhoïde
serait causée par un empoisonnement miasmatique, on
pourrait conclure à l'utilité de la feuille dans ce genre d'af-

fection, mais elle y serait d'une utilité secondaire. En effet, la nature médicatrice rejette, en petite quantité par la surface cutanée et en grande quantité par la surface intestinale, la matière morbide dont la coction et l'expulsion s'opèrent par le travail de la fièvre typhoïde. Dans cette maladie les déjections alvines sont en effet très abondantes. Un travail inverse s'opère dans les exanthèmes cutanés, dans la variole, la rougeole, etc. Dans ces dernières maladies, les principes viciés sont éliminés en très grande proportion par les téguments et en petite proportion par l'intestin. Je reviendrai sur ces faits à propos de quelques lois de thérapeutique générale,

Ces réflexions de la première édition, contiennent une réserve que m'imposait un défaut d'expérience. Aujourd'hui une plus longue pratique de l'emploi de la feuille de chou me permet de dire hautement : *Oui cette feuille est d'une grande utilité dans le traitement de toutes les affections fébriles, et dans le traitement des affections viscérales. La fièvre cérébrale ou méningite n'y ferait pas exception.* — On doit alors appliquer les feuilles sur les grandes cavités, la poitrine et l'abdomen ; sur les reins, le front et sur le crâne dont on a préalablement coupé ou rasé les cheveux.

Ainsi, les parents n'y mettant pas obstacle, j'ai pu traiter un cas de fièvre cérébrale presque exclusivement par la feuille de chou. Voici, de ce traitement, une narration sommaire :

Fièvre cérébrale ou méningite.

M. Barruyer, 43 ans, tempérament lymphatico-sanguin, est sujet aux douleurs de tête et à la migraine. Il passe, avec un sentiment de bien-être, la journée du 15 novembre 1875. Après le repas du soir il perd la connaissance et ses forces ; il s'affaisse, vomit abondamment et prend un teint cadavéreux. Appelé au même moment, j'ai de la peine à m'assurer que ses membres ne sont pas dans une complète résolution.

Le 19, M. Barruyer reprend un peu de connaissance, puis il entre dans un assoupissement d'où il sort en délirant, en poussant des gémissements, des cris, se plaignant de sa tête, qui est renversée, de son cou dont les muscles extenseurs sont en perpétuelle contraction. De loin en loin on aperçoit des soubresauts dans les muscles de la face.

Le 22, M. Barruyer est moins assoupi; il a davantage de connaissance. Il continue cependant de gémir, de pousser des cris, de se plaindre de sa tête, de son cou, de ses reins. Son délire est violent; il veut se sauver ou il est dans une grande agitation. Cet état se prolonge pendant trois semaines, puis le malade entre en convalescence, convalescence longue et difficile.

J'ai donné à la maladie de M. Barruyer le nom de fièvre cérébrale ou méningite à laquelle les symptômes observés se rapportent exactement. Je craignais aussi, tant les gémissements, tant les cris du malade étaient aigus, la formation d'un abcès dans le cerveau.

Voici le traitement qui a été employé dans cette maladie.

Pour boisson, infusion de mélisse, eau peu sucrée et aromatisée tantôt avec du café, tantôt avec de l'eau de fleurs d'oranger.

Le 5e jour de la maladie, quand le pouls qui était d'abord faible et lent, s'est relevé, application de sangsues au fondement et, le 6e jour, à l'angle des mâchoires;

Successivement, purgation à l'huile de ricin et deux purgations au calomel et au jalap;

15 centigrammes de sulfate de quinine pour la satisfaction des impatients.

Enfin, les cheveux préalablement coupés aussi ras que possible, application de feuilles de chou sur la tête, aux jambes. Ces applications renouvelées toutes les 6 ou 8 heures, produisent une abondante sécrétion de sérosité. Elles ont été continuées sans interruption jusqu'à l'entrée du malade en convalescence, et je reste convaincu qu'il leur doit sa guérison. Si l'observation de cette maladie est mal coordonnée, la raison en est que je n'en espérais pas une heureuse terminaison.

Fièvre intermittente.

La guérison (il en sera parlé bientôt), chez Mme Roux, d'une fièvre miliaire avec complication de frissons. de chaleur et de sueur, obtenue très promptement par la feuille de chou, me faisait espérer que ce produit végétal aurait une égale efficacité dans le traitement de la fièvre intermittente. L'occasion d'en faire la tentative sans s'exposer à nuire au malade et à le heurter, s'est enfin présentée à la fin de décembre 1874. — Voici dans quelles circonstances et avec quel succès.

1er CAS. — Le sieur Combel est entré à l'hospice de Romans le 24 décembre 1874. C'est un ancien zouave au 3e régiment de cette arme. A dater de 1864, il a séjourné en Afrique, en deux fois, pendant cinq ans. Il a contracté la première année une fièvre dont il a été traité à Soukharas par le sulfate de quinine. En un mois, il a guéri de ses accès; il en a mis deux à sa convalescence. Depuis, Combel a eu chaque année des ressentiments de sa maladie : malaise, frissons, chaleur; il en guérissait spontanément. Revenu en France, en 1870, et faisant la campagne de l'est, il reprit la fièvre à Héricourt, d'où il fut envoyé, en 1871, à l'hôpital militaire de Lyon. Il y fut encore traité par le sulfate de quinine, mit un mois à guérir et autant à sa convalescence. Libéré ensuite du service militaire, il a eu chaque année, comme avant 1870, des ressentiments de sa

maladie. Mais le 18 décembre, à la suite d'un refroidissement, il prit des accès, frissons, chaleur et sueur, ces deux
derniers symptômes moins prononcés que le premier. Cet
accès se répétait deux fois par jour, celui du soir était plus
marqué que celui du matin.

Le matin du 25, quand je visite Combel, il touche à la fin
du frisson. Il souffre de la tête et n'est point altéré ; il a le
ventre tendu, météorisé, douloureux dans les régions épigastrique, splénique et iléo-cœcale. La fluctuation, dans
cette cavité, me paraît douteuse. Il souffre des reins ; ses
urines sont rougeâtres. Ses jambes sont glacées même pendant la période de la chaleur fébrile.

Combel craint la quinine, il n'y a pas du reste urgence à
lui en administrer. Je lui propose alors une application de
feuilles de chou sur les jambes. Cette application peut avoir
le double effet de ramener la chaleur dans ces membres et
de combattre la fièvre intermittente. Cette proposition est
acceptée et aussitôt mise en œuvre.

A 6 heures du soir, je visite Combel. Il m'apprend que
l'application des feuilles a été suivie par des picotements,
de la chaleur, et enfin par de la moiteur qui des jambes devient générale. Ainsi s'est terminé l'accès du matin.

Combel est dans l'attente de l'accès du soir ; bien que
son heure commence à passer, il le redoute. — Comme il
a mal à la tête, je lui recouvre le front d'une feuille de
chou, j'en applique aux jambes, puis je le laisse, avec
l'espérance qu'il n'aura pas d'accès. En effet, il oublie ses
craintes et s'endort. Le 26, il est guéri de sa céphalalgie. Ses
jambes sont chaudes et en moiteur ; les feuilles dont elles
étaient couvertes sont humides. — L'abdomen est dans le
même état ; il est tendu, les régions épigastrique, splénique, iléo-cœcale sont douloureuses. — J'applique des feuilles
sur le front, aux jambes et sur l'abdomen. Ce pansement
est répété le soir.

Le 27, Combel a le ventre moins tendu, moins douloureux. J'y applique des feuilles ; je les supprime aux jambes et au front. Depuis son entrée à l'hospice de Romans,
Combel n'a pas quitté le lit, il se lève dans la journée, et
depuis il s'est levé chaque jour. Le 29, son ventre est désenflé, les points douloureux ont cessé de l'être. Combel qui
était pâle prend de l'animation et le teint de la santé. Il en
a toutes les apparences, quand, le 5 janvier, il sort de l'hospice.

Cette guérison est surprenante et ferait mettre en doute
la réalité de la maladie du sieur Combel. Cependant elle ne
serait pas plus merveilleuse que celle de la fièvre miliaire
de Mme Roux. Mais Combel avait le ventre enflé, la région
splénique douloureuse et engorgée. Ces symptômes tombent
sous les sens ; ils appartiennent à la fièvre intermittente et
ils ont parfaitement guéri par les feuilles de chou. Il est
vrai, néanmoins, que de nouvelles guérisons sont nécessaires pour affirmer, avec certitude, que la feuille de chou
ajouterait à ses nombreuses propriétés, celle de guérir de la
fièvre intermittente. En tout cas, on peut, dans ce genre de
maladie, se servir de la feuille, soit seule, soit comme auxiliaire du sulfate de quinine.

Il ne faut pas oublier que Combel a été guéri par les
feuilles d'un froid aux jambes dont il souffrait depuis plusieurs années. Elles avaient eu le même résultat chez le
R. Père Siméon.

Je me réserve de revenir dans un article spécial, ayant
pour titre : *Température*, sur les propriétés qu'a la feuille de
chou de restituer aux membres leur chaleur normale quand
elle leur fait défaut.

2e cas. — Mme Martin, de Baume-les-Dames, 50 ans,
fut, après l'occupation des Prussiens, en 1871, atteinte d'un
anthrax au pli du bras droit. Elle se refusa à son incision
et fut traitée par des applications de cataplasmes émollients.

L'inflammation gagna l'articulation brachio-cubitale qui, plus tard, s'est ankylosée. Elle envahit aussi les vaisseaux lymphatiques du bras et les glandes sous-axillaires furent le siège d'un autre abcès. L'anthrax et les abcès qu'il a causés, se sont ulcérés ; ils étaient encore en pleine suppuration en septembre 1875.

Cet état morbide s'était compliqué d'un autre élément ; depuis six mois Mme Martin avait pris une fièvre intermittente à accès quotidiens fort réguliers. Ayant appris, par une personne qui était en possession de ma Notice sur les propriétés médicinales de la feuille de chou, combien ce crucifère était utile dans le traitement des ulcères, elle s'en fit l'application. Elle en fut immédiatement soulagée ; elle n'a été guérie cependant qu'à la fin du printemps de l'année 1876. Mais ce n'est pas au point de vue des ulcères que je rapporte cette observation, bien que sous ce rapport elle serait d'un grand intérêt : c'est au point de vue de la fièvre qui céda après quelques jours de l'emploi de la feuille de chou. Ni pendant ni avant cet emploi, on n'avait eu recours au sulfate de quinine.

3° CAS. — L'observation en a été rédigée en grande partie sur des notes fournies par M. Mathieu, élève au grand séminaire de Romans. Il avait suivi en amateur le traitement du malade.

M. Beaumont, 30 ans, tempérament lymphatico-sanguin, appartenait au 10e régiment provisoire, en Afrique : il était cuisinier chef de l'état-major. Au mois d'août 71, ayant, après une marche forcée et étant en sueur, traversé le Souman, il prit une fièvre intermittente dont il fut traité heureusement, tout en continuant son office, par le sulfate de quinine et par la tisane de quina, en deux semaines. Il reprit sa maladie en septembre suivant et fut envoyé à Sétif où il suivit son premier traitement pendant deux mois, puis il rejoignit n'étant pas complètement guéri. Son état ne s'améliorant pas il rentra en France en mars 1872, où, pendant trois ans, il a gardé douleurs de tête, douleurs dans les membres et frissons irréguliers. En 1875, M. Beaumont se mit spontanément à l'usage du vin, de la tisane de quinquina et de l'huile de foie de morue pendant trois mois. Tous ces symptômes cédèrent à ce traitement pour reparaître en décembre 1876.

Vers la fin de ce mois, M. Beaumont entra, comme chef, au grand séminaire de Romans. Il éprouvait des malaises, des pesanteurs de tête ; puis, s'étant refroidi, il reprit sa céphalalgie, ses frissons avec violence. Mis au lit le 30, on le fait transpirer. Même état le 31 au matin. Nous lui enveloppons alors les jambes de feuilles de chou. Peu après se déclare une fièvre violente. Pas de frissons dans la journée. Le soir, même état fébrile ; nouvelle application de feuilles. Celles qu'on enlève sont humides. La nuit suivante est agitée : pas de frissons, toujours la même fièvre. Application de feuilles le premier de l'an 1877, matin, soir. Le 2 janvier, mieux sensible, même traitement. Le 3, le malade ne se plaint de rien ; le 4, purgation puis convalescence. — Dans cette observation la feuille a provoqué une réaction fébrile franche, énergique et la maladie de M. Beaumont, mal déterminée d'abord, a pris une marche régulière, aiguë, d'une courte durée. — Ce malade n'avait pas d'engorgement des organes abdominaux. Dirai-je qu'il redoutait le sulfate de quinine ?

Fièvre miliaire.

Mme Roux, 38 ans, tempérament lymphatico-sanguin, allaite son septième enfant. Elle garde le lit depuis un mois. Sa tête est pesante, son sommeil court et agité. Sa langue est nette, et cependant, c'est sans goût et sans appétit qu'elle prend quelque aliment.

Dans la journée souvent elle frissonne, sur le soir elle éprouve de grandes chaleurs, et dans le courant de la nuit elle transpire abondamment. Pendant la transpiration, la peau lui picote et se couvre de points rougeâtres. Le jour, pendant les frissons, les picotements cessent et les points rougeâtres disparaissent en grande partie. Cette succession de symptômes se répète chaque jour depuis un mois. Quand la malade ne transpire pas, sa peau est sèche, brûlante et râpeuse.

Le 14 janvier 1870, dans la matinée, je fais couvrir de feuilles les bras et les jambes de la malade. Peu après elle éprouve des picotements sur les régions garnies du végétal. A midi, elle est dans une grande chaleur suivie bientôt d'une abondante transpiration, qui continu ; sans interruption, jusque dans la matinée du 15. La veille au soir elle avait dû changer de linge ; on avait aussi renouvelé les feuilles. Depuis les applications, la malade n'a pas eu de frissons, tandis que son pouls a pris de la plénitude et de la fréquence, et que sa langue s'est couverte d'un enduit blanchâtre.

Je fais, dans l'après-midi du 15, une seconde visite à la malade ; je la trouve levée : elle s'excuse de cette imprudence par les besoins de sa famille. Elle n'en est point incommodée et la nuit suivante, elle dort et ne transpire pas.

Le matin du 16, les feuilles sont garnies de gouttelettes limpides et les téguments qu'on en recouvre, ont des plaques rougeâtres, surmontées de petites vésicules. La malade a la tête libre, elle est sans fièvre, sa langue se dépouille, elle éprouve de l'appétit. — On n'applique pas de feuilles, la malade voulant se lever dans la journée. On lui en appliquera le soir, dès qu'elle sera couchée.

La nuit du 16 au 17, Mme Roux dort parfaitement. Elle n'a ni frisson ni fièvre à ma visite du matin ; mais bien de la moiteur. Ses téguments offrent les caractères de la veille.

A dater de ce jour, 17 janvier, Mme Roux s'est comportée comme en santé, se levant, prenant de la nourriture et s'occupant de son ménage sans en être incommodée. Le soir seulement, elle se faisait appliquer des feuilles aux bras et aux jambes ; quelques vésicules, sur ces membres, se sont ulcérés, et les ulcères qui en sont résultés, sont pansés par des feuilles, renouvelées deux fois par jour. Enfin Mme Roux, guérie de sa fièvre miliaire dès le 17 janvier, l'était de ces petits ulcères à la fin de février.

La guérison d'une fièvre miliaire, ou d'une suette, comme il plaira de la caractériser, obtenue comme il vient d'être rapporté, est d'un grand prix.

Avant le traitement par les feuilles, frissons pendant la journée, le soir, chaleur, et la nuit, abondante transpiration. Après la première application de feuilles, le 14, changement radical dans la marche des symptômes ; suppression des frissons avant midi, puis développement d'une grande chaleur avec plénitude et fréquence du pouls, suivi d'une abondante transpiration qui dure depuis l'après-midi du 14 jusque dans la matinée du 15, et ce même jour la malade se lève. Son abondante transpiration était si bien dans le sens de la nature médicatrice que la malade y avait puisé des forces. La réaction provoquée par les feuilles avait été franche et sans appel. Il ne restait bientôt plus, soit de la maladie, soit des efforts de la nature pour la combattre, que de petits ulcères, portes ouvertes pour l'élimination définitive des principes morbides recélés encore dans l'économie de Mme Roux.

Fièvre puerpérale.

1er CAS. — Quel remède efficace, quel secret l'art de guérir possède-t-il contre une maladie qui souvent prive de sa mère un enfant venant de naître, et un époux de celle qui vient de lui léguer la paternité ? Hélas ! l'incertitude des moyens que l'art peut lui opposer est au moins égale à l'anxiété générale ! La gloire insigne de prévenir d'aussi lamentables deuils, serait-elle réservée à la feuille de chou ?

Femme Artaud de Bourg-de-Péage-les-Romans, 40 ans, d'un tempérament lymphatico-nerveux, de chétive apparence et mal conformée, s'était mariée à 33 ans. Elle a eu cinq grossesses. La première s'est terminée par la naissance d'une fille très peu développée et dont la mère est accouchée naturellement après un travail de plusieurs jours. Aux quatre autres couches des secours ont été nécessaires. La dernière, la plus laborieuse de toutes, eut lieu le 21 décembre 1872.

L'accouchée alla bien jusqu'au 24 au soir. Elle prit alors des tranchées utérines qui allèrent en augmentant et empêchèrent la malade de dormir. La sage-femme, à sa visite, le 25, conseilla des frictions sur l'abdomen avec le baume tranquille, et des applications de cataplasmes de farine de lin, puis elle vint m'avertir. Il était onze heures du matin. Je me rendis immédiatement auprès de la malade. En voici l'état.

Les tranchées sont fréquentes. Elles s'accompagnent de hoquets, d'envies de vomir et de vomissements. La bouche est humide, la langue saburrale, la malade n'est pas altérée. L'abdomen douloureux est aussi développé qu'avant l'accouchement. Les suites de couches sont brunâtres et fétides. La peau est chaude et le pouls fréquent.

J'ai écrit dans mes notes, à propos de cette maladie : Métro-péritonite à marche rapide, à symptômes graves au début. En ce moment, cette affection est fréquente et sa terminaison est ordinairement malheureuse. Cette circonstance de fréquence et de gravité de la métro-péritonite m'avait été un sujet de réflexion et j'avais résolu, si le cas se présentait dans ma pratique, d'employer la feuille de chou. J'arrivai donc près de la malade parfaitement fixé sur les moyens dont je ferais usage.

Ma demande de chou au mari Artaud lui paraît une plaisanterie. Comme j'insiste, il m'en procure, chose à lui facile, son habitation touchant à un jardin. Immédiatement après lotions de l'abdomen, je le recouvre de feuilles.

Venant de quitter la malade, déjà l'inquiétude me saisit sur l'issue d'un traitement aussi insolite. A huit heures du soir je me rends près d'elle ; je la trouve souriante ; elle croit à sa guérison ; elle espère une bonne nuit. Au fait, les tranchées utérines, les envies de vomir et les vomissements sont moins fréquents. L'abdomen paraît avoir le même développement, mais il est moins dur et moins douloureux. Les suites de couches sont toujours brunâtres et fétides. — Lotions et applications de nouvelles feuilles. Celles qui ont servi sont couvertes de gouttelettes.

La nuit suivante, la malade dort. De rares tranchées la réveillent, mais elle se rendort aussitôt. Ce matin, 26, elle n'a ni hoquet ni envie de vomir. Les tranchées sont très rares et peu violentes. L'abdomen a diminué de volume. Les suites de couches sont rosées. Les feuilles qui recouvrent l'abdomen sont, comme hier, couvertes de gouttelettes de sérosité limpide. Lotions et application de feuilles. — Ce soir le mari Artaud fera cette opération.

Le 27, l'état de la malade est des plus satisfaisants ; elle a passé une bonne nuit. Sa langue se dépouille et l'appétit se fait sentir. Le pouls est encore fréquent, mais la peau est sans chaleur. Les seins, qui étaient mous, se durcissent. Les suites de couches sont abondantes et rosées. L'abdomen s'est affaissé ; le globe utérin se dessine ; il est ferme et peu sensible à la pression. Les téguments de l'abdomen causent de vives démangeaisons ; ils ont pris une teinte brunâtre.

Des lotions calment les démangeaisons de l'abdomen et enlèvent sa teinte brunâtre dont se charge l'eau qui a servi aux lotions. — On donne des potages dans la journée ; le soir, le mari répète le pansement.

Le matin, 28, la femme Artaud m'apprend qu'elle a eu, la veille, des frissons, de la chaleur et une légère transpiration, et que l'eau qui a servi à la laver, a encore pris une teinte brunâtre, qu'elle a encore moins dormi cette dernière nuit que la précédente. En ce moment la malade est sans fièvre ; son appétit augmente. Les feuilles qui ont servi, sont seulement humides. On n'en applique pas ce matin, la malade ayant le projet de se lever pour mettre sa couche en ordre. Son mari, le soir, appliquera des feuilles par mesure de précaution. — On augmentera les aliments.

La nuit du 28 au 29 a été très-bonne. Dans la matinée du 29, la malade se lève pendant deux heures. Elle se lève encore pendant deux heures dans l'après-dînée. Elle n'en est point incommodée. La nuit suivante elle dort bien, et le 30, je la trouve levée, préparant sa soupe et celle de son mari. La voilà en pleine convalescence, et la guérison qui suit ne se dément pas.

Les médecins spécialistes répugneront à admettre qu'une feuille de chou puisse en quelques heures arrêter la marche de la fièvre puerpérale et la guérir en quelques jours. Ils croiraient plus volontiers à une erreur de diagnostic de ma part ; mais le tableau des symptômes présentés par la femme Artaud protesterait. J'avais besoin de me le représenter, je le confesse, pour croire à la vérité de mon diagnostic, et d'ailleurs la feuille de chou m'avait déjà rendu nombre de fois témoin d'une amélioration, d'un arrêt subit dans la marche d'affections graves, accessibles à la vue et où toute erreur de diagnostic était impossible ; on en a vu et on en verra des exemples. Dès lors pourquoi la feuille n'aurait-elle pas ici la même efficacité ? Du reste, dans la généralité des guérisons que je signale, la feuille de chou a eu une action instantanée.

Dans la fièvre puerpérale de la mère Artaud, j'ai observé un phénomène étrange, je veux parler de la coloration brunâtre qui sous les feuilles s'est produite sur l'abdomen quelque temps après que cette coloration a cessé dans les suites de couches. — Voici un second cas de fièvre puerpérale guérie aussi par la feuille de chou.

2e CAS. — Fanny Gaspard, femme Mouton, 38 ans, a eu six grossesses dont trois ne sont point arrivées à terme, et les trois autres se sont terminées par un accouchement contre nature. Le dernier a eu lieu le 28 mars 1873, à 4 heures du matin, dans les plus fâcheuses conditions.

Cinq heures après la délivrance, l'accouchée a l'abdomen tendu et douloureux ; les suites de couches sont rares ; la malade vomit, sa peau est brûlante, le pouls a 110 pulsations. — Applications de feuilles sur l'abdomen, boissons acidulées.

A 6 heures du soir la malade a la respiration courte et fréquente ; les suites de couches sont supprimées, les urines le sont aussi depuis la délivrance. Vomissements incessants, vives souffrances dans le ventre, particulièrement dans le flanc droit et sur le trajet de la colonne vertébrale ; douleurs dans les épaules et dans les articulations scapalo-humérales. Après avoir lavé l'abdomen, je le recouvre de feuilles. La malade, dans son décubitus, inclinant à droite, je puis appliquer des feuilles sur son épaule gauche et aussi sur la colonne vertébrale

L'état de la malade s'aggrave encore dans la journée du 25. Le soir elle souffre moins dans le dos et les épaules, mais elle souffre davantage dans le ventre, dont la tension fait briller les téguments. Les vomissements, l'anxiété et la fréquence de la respiration continuent. Il s'y joint une forte céphalalgie, la rougeur des pommettes. Les suites de couches sont toujours supprimées. La malade a uriné après 38 heures de suppression.

La nuit du 29 au 30 a été, contre toute attente, moins mauvaise que la précédente. Les vomissements se sont ralentis et la céphalalgie, qui a diminué progressivement pendant la nuit, a disparu ce matin; les douleurs du dos et des épaules sont nulles; l'abdomen désenfle; la peau commence à s'y rider; il est très peu douloureux et la malade peut se coucher sur l'un ou l'autre côté et s'asseoir. Enfin des suites de couches rosées coulent abondamment.

La fièvre puerpérale est donc vaincue. Fanny Gaspard a eu ensuite divers accidents dus à des écarts de régime. Après une pneumonie intercurrente, qui a cédé à des vésicatoires, elle a pris la dysenterie puis une hémorrhagie utérine. — Elle entrait en convalescence dans les premiers jours de mai. — Les feuilles ont été employées deux semaines, et toujours elles étaient couvertes d'une sérosité limpide.

Je n'ai pas cru devoir, en rapportant cette guérison, entrer dans le détail des circonstances qui ont précédé et accompagné l'accouchement de la femme Mouton, ces circonstances expliqueraient la présence de la fièvre puerpérale, mais la publicité à laquelle pourrait arriver cette Notice, m'en faisait la défense. Du reste, les symptômes qu'a présentés l'affection à son début, en révélaient suffisamment la nature.

La fièvre puerpérale de la femme Mouton était bien plus grave que celle de la femme Artaud, car tandis que celle-ci gagnait une rémission, quelques heures après l'application des feuilles, elle ne s'est produite chez celle-là que soixante heures après. Déjà le 28, mais surtout le 29, il fallait que je connusse bien le chou, qu'il m'inspirât une grande confiance, pour en continuer l'emploi, car j'entendais murmurer contre mon traitement et parler pommade et frictions.

Si j'avais confié à des tiers le soin d'appliquer des feuilles, ils s'en seraient probablement dispensés. J'ai persévéré, le mieux s'est déclaré enfin. Il était entier, complet, subit, propre au mode d'agir de la feuille, dans la généralité des cas.

Une troisième fois, j'ai employé la feuille contre la même maladie; elle a échoué. Aurais-je dû cet insuccès à la malheureuse condition de la malade, à ses chagrins, son mari ayant de mauvais procédés pour elle?

Mlle Fournier, sage-femme à l'hospice de Romans, hospice où se fait la grande majorité des accouchements clandestins du département de la Drôme, m'avait assisté dans la délivrance des femmes Artaud et Fanny Gaspard. Témoin du traitement de leur affection puerpérale et de leur guérison, elle en a fait son profit et dans plusieurs circonstances elle s'est servie du chou avec succès. Elle m'a fourni les deux faits suivants. Cependant il me revient une part du premier.

1er CAS. — Mme Mathieu, mère de plusieurs enfants, eut, le 6 juin 1875, un heureux accouchement, mais la délivrance fut très laborieuse, et peu après l'abdomen devint tendu, douloureux et les suites de couches prirent un mauvais caractère. Tout présageait une fièvre puerpérale imminente. La garde-malade, femme expérimentée, partageait cette crainte. Mlle Fournier appliqua aussitôt des feuilles de chou sur l'abdomen de la nouvelle accouchée. Cette application fut continuée pendant une dizaine de jours; mais dès le troisième, la diminution dans la douleur et dans la tension de l'abdomen, le caractère naturel des suites de couches ne laissait plus aucune crainte sur l'issue de la maladie. Le 24 juin, Mme Mathieu reprenait ses occupations de chaque jour.

2e CAS — Le 23 juin 1876, Mme Charantain, 33 ans, primipare, est accouchée, après de longues et violentes douleurs, d'un enfant que, d'après la quantité des eaux qui se sont écoulées pendant le travail, d'après la conformation membraneuse du crâne et l'aplatissement du cerveau, la sage-femme a cru atteint d'hydrocéphale. Peu de temps après la délivrance, l'accouchée prend le ventre enflé et douloureux; ses suites de couches sont rares et fétides; la couleur en est brunâtre. M#lle# Fournier craignant l'imminence de la fièvre puerpérale, déjà peut-être à son début, recouvre de feuilles de chou l'abdomen de la nouvelle accouchée.

Le mari Charantain, à qui recommandation a été faite de renouveler l'application des feuilles et de s'assurer de l'état de celles qui ont servi, rend à M#lle# Fournier, lors de sa nouvelle visite, compte de ses observations. — Il a trouvé les feuilles de chou couvertes de gouttelettes d'une eau sentant mauvais, et la peau du ventre d'une couleur brune. Le traitement est continué. La quantité de sérosité sécrétée sous les feuilles, et l'odeur fétide de cette humeur diminuent chaque jour, tandis que les suites de couches deviennent naturelles de couleur et d'odeur, et que l'abdomen, devenu souple, ne fait plus souffrir. Enfin la femme Charantain guérit dans les premiers jours de juillet.

La feuille de chou serait donc un moyen curatif et préventif de la fièvre puerpérale.

Fièvre typhoïde.

Au printemps 1876, nous avons eu, à Romans, quelques cas de fièvre typhoïde parmi les enfants. Augustine P..., 5 ans, en fut atteinte : Voici les symptômes qu'elle a présentés, après quelques jours de malaise sans frissons et sans transition :

Rougeur de la face, douleurs de tête qui arrachent des gémissements, délire, grande agitation; la malade voudrait fuir; œil entr'ouvert pendant le sommeil; mouvements convulsifs dans les muscles du visage, soubresauts dans les tendons, vomissements, ballonnement du ventre, — peau brûlante et fréquence dans le pouls — etc. « Veillons sur le cerveau, disais-je aux parents; le danger viendra de ce côté. » — Et pour le conjurer, nous avons constamment tenu des feuilles de chou sur la tête et sur l'abdomen et nous en enveloppions les membres inférieurs. — Ces applications et quelques tisanes délayantes, de l'eau aromatisée avec un peu de café ou coupée d'une petite proportion de vin, ont composé le traitement d'Augustine, dont la maladie, après douze jours de l'emploi de ces moyens, faisait place à une bonne convalescence.

Augustine a guéri promptement. Ce résultat, nous l'avons attribué à la feuille de chou. La même maladie qui, chez d'autres enfants, avait été traitée différemment, a duré de trois à quatre semaines, et la convalescence en a été longue et difficile. Une enfant de l'âge d'Augustine et son amie, malade dans le même temps, a été aussi traitée par la feuille de chou. Ses parents en allaient faire provision chez ceux d'Augustine, et quand celle-ci a commencé à aller mieux, elle se récriait, elle demandait qu'on en laissât pour elle.

La feuille de chou est donc utile dans le traitement des fièvres. Cette utilité dépasse mes prévisions et mes espérances.

A l'article *Eclampsie*, je faisais observer que la feuille de chou en serait le spécifique, s'il était vrai, comme l'affirment quelques observateurs, que la température, dans cette maladie, en mesure le danger. En effet, la feuille de chou a un pouvoir réfrigérant des plus manifestes.

La même observation serait applicable à la fièvre typhoïde, où le danger est aussi en rapport avec le degré de la chaleur du malade. Par son pouvoir de réfrigération ou plutôt, par sa faculté de mettre en jeu la fonction de réfrigération dont nous sommes doués, la feuille de chou conjure le danger de la fièvre, sans en faire courir aucun autre, comme pourrait faire le bain froid qui, agissant en dehors des lois de la nature médicatrice, diminue la température à l'extérieur, mais peut provoquer les congestions à l'intérieur.

Fongus.

On donne ce nom à une excroissance charnue, de consistance diverse, qui prenant racine partout, sur les membranes muqueuses, les aponévroses, le périoste, les ligaments, etc., et s'élevant lentement à travers les tissus qu'elle écarte ou qu'elle ulcère, vient faire saillie à la peau, sous la forme d'une tumeur à fluctuation douteuse, puis s'ouvre ou à qui l'on ouvre un passage, d'où s'écoule une abondante sérosité.

Le fongus est une maladie grave et d'une guérison difficile. La science chirurgicale enseigne qu'il faut détruire le fongus par le fer ou par le feu, et que, dans des cas heureusement rares, on peut être obligé de recourir à l'amputation. — Or, voici un cas de fongus guéri par des applications de feuilles de chou.

M. Montassu, 60 ans, eut en avril, mai, juin 1875, un fongus au dos du gros orteil gauche, sur l'articulation de la première avec la seconde phalange. J'en tentai la cure par la cautérisation que je répétai jusqu'à trois fois, à huit et dix jours d'intervalle. Mais, grâce à ma timidité, mes cautérisations furent sans résultat. Voici quel était l'état de la lésion, à la fin de juin, quand je commençai à la traiter par la feuille de chou.

Tout le pied était enflé; l'orteil malade était très rouge et cette rougeur s'étendait au côté interne du pied jusque près du talon. Le fongus d'un tissu ferme, ne saignant pas, de 15 millimètres de diamètre, s'élevait librement jusqu'au sommet d'une cavité, élargie par les cautérisations et remplie d'une sérosité sanieuse.

J'entourai donc le doigt de pied malade de bandelettes: j'entourai le pied de bandes de feuilles de chou. Ce pansement fut répété matin et soir. Dès les premières applications de feuilles, le fongus cessa de faire des progrès ; et, quinze jours après, il prenait, au côté externe, des adhérences aux parois de sa cavité. De là, elles s'étendaient dans tous les sens ; elles montèrent de la base au sommet. Bientôt le fongus se couvrit, à son extrémité, d'une véritable cicatrice qui a pris plus tard les apparences du derme. Pendant ce temps, le pied de M. Montassu a désenflé ; il a cessé d'être douloureux, et au mois d'août suivant, le malade pouvait marcher, et aujourd'hui, août 1876, la guérison datant d'un an, il n'a eu aucun ressentiment de sa maladie.

Déjà j'avais obtenu, par la feuille de chou, la guérison d'une tumeur fongueuse chez Rosalie Raynaud (l'histoire en sera rapportée à l'article tumeur), ce souvenir aurait dû me décider à combattre le fongus de M. Montassu tout d'abord par le végétal, sans recourir préalablement à la cautérisation. — Certes, je prône bien assez la feuille de chou ; je lui croirais volontiers une efficacité sans limite. Eh bien ! je me surprends à désirer devoir la guérison d'une maladie grave aux moyens héroïques que la science emploie. Quoi d'étonnant, dès lors, si des malades répugnent à se traiter par un grossier végétal !

Le sieur Ducros, de Romans, était dans ces dispositions d'esprit. Des douleurs, une enflure à l'avant-bras, ont abouti, en mai 1876, à l'apparition sur la surface interne du membre, et vers son tiers inférieur, d'un fongus volumineux. On lui avait fait une sortie à travers les téguments, en croyant ouvrir une tumeur en suppuration.

En juin suivant, je proposai à M. Ducros de le traiter par des applications de feuilles. Je lui citai le cas de

M. Montassu et le pressai de le voir. Peine perdue, il voulut partir pour Lyon.

Là, on détruisit son fongus par le feu, puis un érysipèle phlegmoneux survenant, l'opéré succomba bientôt.

Aurais-je obtenu la guérison de Ducros par des feuilles de chou? C'est bien douteux, mais ce qui ne l'est pas, c'est qu'à l'aide de ce moyen la mort par l'érysipèle aurait été prévenue.

Gangrène.

L'érysipèle gangreneux cède à la feuille, on l'a vu; la gangrène spontanée suit la même voie. En voici la preuve :

1er CAS. — Le 13 juillet 1871, M. le docteur Péronnier, médecin en chef de l'hospice de Romans, me consulta sur le traitement à faire suivre à un malade qui lui causait les plus vives inquiétudes.

Vapillon, du 98e de ligne, 26 ans, était revenu prisonnier de Prusse, porteur de plusieurs ulcères fistuleux à la jambe droite. Le 29 juin, il entrait à l'hospice de Romans, salle des militaires, service de M. Péronnier. Le 30, il était en traitement. Le 3 juillet, sa jambe malade enfla, les douleurs y augmentèrent, particulièrement en haut du mollet. Le 5, la peau prit, en cette région, des points violacés; on les recouvrit de cataplasmes. Le 6, les points violacés s'étaient multipliés et agrandis. Le 7, la teinte en était brunâtre; bientôt elle passa au noir. Les cataplasmes émollients furent remplacés par des compresses imbibées d'alcool, puis de teinture d'aloès, puis de solution de chlorure de chaux, et la désorganisation marchait toujours

Le 13 juillet, Vapillon est couché en supination, son regard est fixe, ardent, sa voix brève, sa pâleur extrême. Point de céphalalgie, sommeil court et agité, langue brune, sèche, fendillée, soif ardente, pas d'appétit, pouls fréquent, saccadé; peau chaude, sèche et d'un blanc mat sur toute l'habitude du corps.

Vapillon a sa jambe droite très enflée. Des ulcères fistuleux siégeant au pied et au genou, seront heureusement traités par des applications de feuilles de chou ; il n'en sera pas fait d'autre mention. Nous nous occuperons spécialement d'une tumeur gangreneuse, ayant son siège au sommet du mollet, à sa partie externe et postérieure.

Cette tumeur peu douloureuse, est dénudée, noirâtre, de forme ovalaire, ayant, dans le sens de la longueur du membre, 12 centimètres et 10 dans le sens de sa profondeur. Elle fait saillie à travers une perte équivalente des téguments dont les bords sont noirs. Dans les quatre cinquièmes, ils sont décollés de 2 centimètres de profondeur ; la pression y fait entendre de la crépitation et en fait jaillir une sérosité roussâtre et fétide. Dans l'autre cinquième, les bords sont adhérents et renversés. Cette tumeur et la sérosité roussâtre qu'elle sécrète exhalent une odeur de gangrène.

Après délibération, il fut arrêté entre M. Péronnier et moi, que je procéderais aux pansements de Vapillon, et qu'ils consisteraient en lotions à l'eau chlorurée et en applications de feuilles de chou. A l'intérieur limonade vineuse.

A 7 heures du matin, le 13 juillet, je procède au premier pansement ; je le renouvelle à 6 heures du soir, et déjà je crois reconnaître une rémission dans les symptômes, à laquelle, dans ma joie, je crains de me fier. La nuit suivante est moins mauvaise que les précédentes, et ce matin, 14, Vapillon a la peau moins brûlante, moins sèche et le pouls moins fréquent ; sa langue s'humecte, elle se dépouille à la pointe de son enduit brunâtre et prend une teinte rosée.

L'appareil, bande, compresses et chou contiennent une grande quantité de sérosité sanieuse et infecte. Je constate que la désorganisation n'a pas fait de progrès.

La nuit du 14 au 15 est meilleure encore que la dernière. La peau, le 15 au matin, est halitueuse. Le pouls a perdu de sa grande fréquence. Vapillon se ranime ; sa figure exprime la confiance et l'espoir.

Le haut de la jambe désenfle, la tumeur est moins proéminente. Une suppuration sanieuse, grumeleuse, abondante, entraîne des fragments de tissu cellulaire mortifié et ramolli. On voit apparaître sur la tumeur des points rougeâtres. — On continue les mêmes pansements et la limonade vineuse, et l'on donne des bouillons.

Le mieux continuant, le 16, on donne des potages. La nuit suivante, Vapillon transpire abondamment. Le matin, sa langue est entièrement dépouillée, et il accuse de l'appétit. On donnera le quart.

Le 17, après quatre jours de traitement, la tumeur, arrêtée dans sa marche dès le premier jour, s'avance vers la guérison. J'en enlève, de la surface, sans effort et sans la perte d'une goutte de sang, ce qui reste de tissu mortifié. Elle est alors nette et rosée. Les téguments sur les bords de la tumeur ont quitté leur ligne noirâtre; ceux qui étaient décollés ont pris adhérence aux tissus sous-jacents, et ceux qui étaient renversés ont repris leur position normale. La tumeur n'est plus maintenant qu'un vaste ulcère, autour duquel une cicatrice commence à se dessiner, dès le 23 juillet. La suppuration en était sanieuse et fétide; elle est devenue rougeâtre, trouble et sans odeur; elle sera bientôt rosée et limpide.

Le traitement de l'ulcère par les feuilles de chou a été continué jusqu'au 7 octobre, jour où Vapillon sortit de l'hospice pour aller en convalescence, son ulcère étant seulement cicatrisé aux quatre cinquièmes. Le 3 et le 16 septembre, une cautérisation très superficielle avait été pratiquée pour réprimer l'exubérance des bourgeons charnus; elle avait suffi.

Le cas de Vapillon était très grave; la désorganisation faisait des progrès en dépit de tout traitement. Le danger paraissait imminent, la pâleur du malade, la blancheur générale des téguments, leur état de chaleur et de sécheresse, l'état du pouls et de la langue en témoignaient. Pour conjurer ce danger, quelle autre ressource que l'amputation aurait eue à sa disposition l'art chirurgical ? Puis l'opération aurait-elle été praticable ! Quelles en auraient été les suites? Que d'incertitudes ! Mais avec quelle promptitude la feuille de chou y met un terme. — Le 13, à sept heures du matin, j'en fais la première application, et le soir la sœur de la salle prétend que l'état de Vapillon s'est amélioré. Je le reconnais aussi, mais je n'ose y croire. Le 14, on constate que la désorganisation n'a pas progressé, et le 16, le 17, qu'elle est définitivement vaincue.

2e CAS. — Heitzman, 41 ans, domestique, fit, le 8 juin 1874, une chute à la renverse et reçut sur la jambe gauche, un objet du poids de 40 à 45 kilogrammes. Le membre en fut fortement contusionné : il n'y eut pas fracture. La douleur fit perdre connaissance à Heitzman. L'ayant reprise, il se banda la jambe avec son mouchoir et se remit au travail. Il continua de travailler jusqu'au 12 suivant, se bornant à laver sa contusion avec de l'eau blanche. Le 13, la jambe avait enflé à briller et pris une teinte bleuâtre, ses douleurs ayant redoublé, il dut garder le lit. On lui recouvrit son membre de cataplasmes de farine de lin que le malade accusa de l'augmentation incessante de ses douleurs et qu'il jeta au loin, dans la nuit du 17 au 18. Dans la journée du 18, il fut transporté à l'hospice où, dès qu'il est couché, on recouvre la jambe blessée de feuilles de chou..

A ma visite du matin, le 19, Heitzman commence par affirmer qu'il a été soulagé immédiatement après l'application des feuilles, et qu'il a dormi, tandis qu'il ne dormait pas avec des cataplasmes. Voici l'état de sa jambe :

Elle est très enflée ; à la partie moyenne et antérieure est une eschare de 15 centimètres de longueur sur 7 de largeur. Autour de l'eschare, dans un rayon de 3 à 4 centimètres, la peau a une teinte grisâtre, et au-delà de ce rayon elle est jaunâtre, jusque près du genou. Sur tous ces points l'épiderme est soulevé en bulles. Le malade est altéré, il est sans appétit ; il a beaucoup de fièvre. — Mon traitement externe consiste [et consistera en lotions à l'eau pure et en applications de feuilles de chou.

Le 21, la gangrène n'a pas fait de progrès ; le 22, la jambe commence à désenfler ; l'épiderme, autour de l'eschare, s'enlève par lambeaux ; les téguments quittent leurs teintes grises et jaunâtres. Le malade a dormi : il est sans fièvre et il réclame des aliments.

Dans les premiers jours de juillet, l'eschare se détache et laisse voir, dans une cavité profonde, une portion de la face interne du tibia. L'ulcère qui en résulte met beaucoup de temps à guérir.

Cette indication suprême : arrêter la gangrène, la feuille de chou l'a remplie aussi sûrement chez Heitzman que chez Vapillon. Elle avait eu déjà le même succès chez Vérillac et dans d'autres cas d'érysipèle gangreneux. L'efficacité du crucifère n'est pas douteuse, ou plus exactement, elle est certaine dans le traitement de la gangrène. En preuve de la thèse, j'ajouterai deux autres cas.

1° Alexandrine Lager, 60 ans, fut en juin 1874, renversée violemment par un chien de forte taille qui en poursuivait un autre. Dans sa chute, elle se fractura la jambe droite. Le même jour elle fut transportée à l'hospice, sa fracture étant réduite. Le soir, à ma visite, je trouvai le membre avec sa rectitude et le bandage convenablement appliqué. Le troisième jour, quand je levai l'appareil, je reconnus que la fracture était parfaitement réduite ; mais à son niveau, vers la partie moyenne du membre et au-des-

---

sus, jusque près du genou, les téguments étaient brunâtres, jaunâtres et couverts de plusieurs phlyctènes pleines d'une sérosité citrine. J'ai ouvert les phlyctènes et recouvert de bandelettes de feuilles les téguments altérés.

Les téguments, siège des phlyctènes, s'ulcèrent et suppurent. Je continue, après lotions, mes applications de bandelettes de chou et je répète cette opération toutes les 24 heures. Sous l'action de ce traitement, la coloration de la peau va s'atténuant et disparaît assez promptement, et les ulcères se cicatrisent bientôt après.

Dans ce dernier cas, la gangrène n'existait pas encore; elle paraissait imminente et le chou en aura prévenu le développement. Quoi qu'il en soit, dans les accidents de cette nature, le chou sera employé avec le plus grand espoir de succès. Je joindrai à ces réflexions, qu'Alexandrine depuis sa guérison, se sert de sa jambe droite sans fatigue et sans souffrance.

2º Mlle Cabussat, en religion, sœur..., 61 ans, teint jaune-paille habituellement, fort maigre, a de nombreuses et volumineuses varices sur tout le membre inférieur droit. La jambe seule a été le siège de plusieurs vastes ulcères. Le dernier, datant de plus d'un an, n'était pas cicatrisé à la fin de mai 1876. A la même date, le membre devint lourd, raide; les varices à la cuisse, à la jambe s'engorgèrent, et l'ulcère s'étant enflammé s'est rapidement agrandi : la gangrène s'y est déclarée, des hémorrhagies abondantes sont survenues et la malade, le 16 juin, fut apportée de 13 kilomètres à Romans, dans un état qu'on crut désespéré. Dès son arrivée à la communauté, on recouvrit son ulcère de poudre de camphre et de quina.

Le 17, je visite la malade. La gangrène n'est point bornée. Elle mesure 12 centimètres dans un sens et 15 dans un autre. — La malade a la peau chaude et sèche, le pouls fréquent ; sa jambe lui cause des douleurs brûlantes.

6

J'enlève, autant que je puis, la poudre de camphre et de quina; je pratique des lotions avec de l'eau chlorurée, puis j'applique sur la lésion des bandes de feuilles qui la dépassent dans tous les sens. Le soir, le même pansement est répété..

18. La gangrène a encore fait quelques progrès, mais la malade a moins de fièvre et ses douleurs diminuent. — On continue le même pansement. — La malade a pris de l'eau vinée pour boisson, elle continuera. Elle prendra des bouillons ou des potages, suivant ses besoins.

20. La gangrène est définitivement bornée. La malade est sans fièvre, elle dort bien et reprend l'appétit. — Les tissus mortifiés, ramollis sous la feuille de chou, sont bientôt entraînés par les lotions. — Des bourgeons charnus s'élèvent, la cicatrisation commence. Elle est complète en septembre suivant.

Et non seulement la cicatrice du dernier ulcère, cicatrice opérée sous la feuille de chou, est lisse, d'un bel aspect; mais encore les cicatrices des ulcères précédents, qui étaient informes, de couleur violacée, ayant été recouvertes de feuilles pendant les derniers pansements, ont pris une couleur rosée, une texture unie, se rapprochant de celle d'une peau saine.

Gangrène sénile.

22 janvier 1877. Hier au soir a été apporté à l'hospice le nommé Valette, 86 ans, se plaignant d'un ulcère à la jambe droite. On recouvre ce membre d'un cataplasme aussitôt que le malade est couché Les douleurs ont continué toute la nuit et le malade l'a passée sans dormir.

Valette est couché en supination; il n'est point oppressé et n'a pas de palpitations, et cependant il a une toux incessante et crache abondamment. Il est altéré et sans appétit; sa langue est nette. Il suffoque, quand il boit. Ses parois abdominales sont œdématiées, ses membres inférieurs le sont jusque vers le tiers inférieur des jambes, en dessous elles sont couvertes de cicatrices. Depuis bien des années, Valette a des ulcères tantôt à l'une, tantôt à l'autre jambe. Autour des genoux se voient de nombreuses vergetures violacées. — L'ulcère dont se plaint Valette est placé à la partie antérieure de la jambe, vers son quart inférieur, Il a de petites dimensions, 2 centimètres sur 4; le malade a la peau sèche et chaude. Constamment il a la poitrine et les membres supérieurs découverts.

Traitement. — Eau fortement vinée pour boisson; bouillon coupé de vin à l'heure des repas. Application de lambeaux de feuilles de chou sur l'ulcère.

Les douleurs, dans l'ulcère, diminuent aussitôt après ce pansement, puis elles cessent. Elles se font sentir à peine vers le soir. Alors nouveau pansement et plus de douleurs; le malade dort toute la nuit.

Le 23 et le 24, même traitement; pas de douleurs dans l'ulcère qui, maintenant, sécrète une sérosité tenue et s'agrandit. Dans la nuit du 24 au 25, Valette ne dort pas; il souffre de son pied droit.

25. Le pied droit a les téguments, dans toute leur surface antérieure, atteints d'un érysipèle dont la partie moyenne et externe est brunâtre. J'enveloppe ce membre de feuilles de chou et je panse, comme précédemment, l'ulcère qui, toujours indolore, sécrète, s'agrandit. Bientôt les douleurs du pied s'affaiblissent et s'éteignent. Au pansement du soir, le malade ne souffre nullement de son pied. Les téguments en ont désenflé et pâli. La portion brune s'est rétrécie; elle est moins foncée dans ce qui en reste. Le malade ne souffre pas la nuit suivante et dort.

Ce matin 26, l'appareil à pansement du pied, bandes, compresses, feuilles de chou, exhalent, comme hier au soir, l'odeur caractéristique de la gangrène. Cependant le pied a désenflé et repris sa couleur, excepté sur une ligne qui est noirâtre et qui, au pansement du soir, se présente sous la forme de trois nœuds cucurbitains sur lesquels s'élèvent autant de petites phlyctènes remplies d'une sérosité roussâtre, à odeur de gangrène. L'ulcère de la jambe, maintenant, sécrète abondamment une sérosité sanieuse, poussiéreuse, jaunâtre. — Même pansement.

26. Cette dernière nuit, Valette n'a pas dormi; il a souffert de ses doigts du pied gauche. Ils sont enflés et noirâtres. — Les phlyctènes du pied droit se sont converties en ulcérations à fond grisâtre. — Je les panse par les feuilles de chou.

27. Les ulcérations du pied droit sont rosées; leur sécrétion est sans odeur. L'ulcère de la jambe sécrète avec la même abondance, une sérosité sanieuse et jaunâtre. Les doigts du pied gauche sont très enflés, noirs et fort douloureux. Je les enveloppe de feuilles de chou, et dans la journée ils cessent d'être douloureux.

29. Les doigts du pied gauche ont désenflé et repris leur couleur naturelle; ils ne causent aucune douleur. Cependant Valette a beaucoup de fièvre. Sa respiration devient difficile : il faut lui tenir le tronc élevé. Il prend fort peu de bouillon. — Il lui est survenu un ulcère à la jambe gauche; il brunit. L'ulcère de la jambe droite, les ulcérations du pied brunissent sur plusieurs points. Ces débuts d'une gangrène toujours combattue par des feuilles de chou, font peu de progrès jusqu'à la mort du malade, arrivée le 5 février à huit heures du matin.

Cette observation se termine donc par la mort du sujet, terminaison à laquelle la gangrène n'a eu aucune part; l'âge du sujet, son état général expliquent suffisamment cette issue. Dès son entrée à l'hospice, il était aisé de prévoir que Valette succomberait incessamment. Son existence s'est même prolongée au-delà des premières prévisions, bien que des symptômes très graves soient encore venus compliquer son état. Cette prolongation de sa vie, Valette l'a due à la feuille de chou, et il lui aurait dû sa guérison, s'il avait été guérissable.

A son entrée à l'hospice, ce vieillard souffrait cruellement d'un ulcère à la jambe droite ; en quelques heures la feuille de chou calme ses douleurs sans retour. — Un érysipèle s'accompagnant de vives souffrances et empêchant tout sommeil, survient subitement au pied droit pendant une nuit ; la feuille calme promptement ces douleurs ; puis en 24 heures, elle fait résoudre l'érysipèle presque en entier, ne laissant de sa portion noire qu'une bande étroite et courte ; et cette bande se couvre de phlyctènes, d'une odeur caractéristique, comme à dessein pour établir avec évidence que cette érysipèle était de nature gangreneuse, et que la feuille de chou a été toute puissante pour la combattre. L'action de la feuille a été aussi prompte mais plus complète contre les douleurs et l'imminence de la gangrène sénile aux doigts du pied gauche. Enfin la feuille a tenu, chez un vieillard mourant, la gangrène en échec sur tous les points où elle a été menaçante. — Décidément elle est de cette redoutable maladie un spécifique plus certain que le sulfate de quinine de la fièvre intermittente. — Nous aurons l'occasion de revenir sur ce sujet.

Gastro-entéralgie.

Dans un seul cas de gastro-entéralgie, je me suis servi du chou et c'est avec succès. Voici le fait :

Le 22 septembre 1874, Mme Phèdre fut atteinte de douleurs brûlantes, dilacérantes dans l'estomac et les entrailles. Pour les combattre, elle a usé d'une potion qui lui avait été, à Aix-les-Bains, prescrite contre les crampes d'estomac auxquelles cette dame est fort sujette. Depuis

5.

lors, cette préparation lui avait parfaitement réussi. Mais dans cette dernière circonstance, les douleurs augmentent après chaque prise du médicament.

Le 23, je visite la malade et je prescris une potion opiacée, et les cataplasmes ne pouvant être supportés, des frictions sur l'abdomen avec du baume tranquille additionné de sulfate de morphine. Ces frictions sont répétées souvent le 23 et le jour suivant jusqu'au soir, tandis que la potion est régulièrement administrée, et les douleurs ont toujours la même violence. Alors et de concert, Madame, son mari et moi, nous résolvons de recourir aux choux, et incontinent nous en appliquons sur l'abdomen de la malade qui, une demi-heure après, s'endort d'un sommeil de trois heures. La malade s'éveille souffrant encore, mais dans de faibles proportions ; elle dort de nouveau. Le 25 et les jours suivants, nous continuons les applications. Mme Phèdre, avec le concours des lavements, a de nombreuses évacuations de matière très fétide. Enfin la guérison est complète, le 6 octobre suivant.

Depuis cette guérison je conseille, dans toutes les douleurs abdominales, l'application d'un cataplasme simple ou laudanisé, ou bien l'application de la feuille de chou. Le premier conseil est pour faire passer le second que je préfère, et je puis affirmer que, chaque fois qu'on l'adopte, on s'en applaudit.

Gerçures.

La feuille de chou guérit les gerçures et particulièrement celles du sein chez les nourrices, affections très douloureuses dans ce cas et guérissant difficilement. « Nourrir et souffrir, » dit quelquefois l'homme de l'art aux mères héroïques qui, malgré de cruelles douleurs, veulent remplir ce devoir de la maternité. Eh bien ! je leur dis avec joie : appliquez-vous des lambeaux de feuilles de chou, pris entre les nervures, roulés et assouplis, et, je vous l'affirme avec l'autorité de l'expérience, dès les premières applications vous serez soulagées et bientôt vous serez guéries. Avant d'appliquer la feuille, faites des lotions avec de l'eau de guimauve ; essuyez avec soin. Renouvelez le pansement chaque fois que vous donnez le sein.

Goutte.

Dans la première édition de cette Notice, je disais que le principe goutteux ne serait pas plus réfractaire à la feuille de chou que le principe rhumatismal. Je n'ai pas de guérison m'appartenant à offrir aux pauvres goutteux pour les engager à se servir de la feuille de chou. J'ajoutais ensuite, d'après un correspondant d'une probité non douteuse, que monsieur le curé d'Héricourt s'en était servi, dans un accès de goutte, avec le plus grand succès.

Depuis, le Révérend Père Berne de Notre-Dame-de-l'Osier, m'écrivant à l'occasion d'une névralgie faciale ancienne qui, après avoir résisté à toute espèce de traitement, s'était d'abord améliorée sous la feuille de chou et avait ensuite repris sa première violence, me disait : « On m'affirme qu'un Monsieur de Grenoble a été soulagé, puis promptement guéri d'un accès de goutte par des applications de feuilles de chou. »

A ces deux guérisons de la goutte, par le crucifère, j'en ajouterai une troisième ; celle-ci m'appartient.

M. N..., 50 ans, fortement constitué, tempérament sanguin, habitué à un régime confortable, depuis longtemps goutteux, ressentit, le 2 janvier 1876, des douleurs autour de la malléole externe et au gros orteil du pied gauche. Ces douleurs augmentèrent la nuit et le jour suivant. Pendant ce temps le gros orteil du pied droit devint aussi douloureux.

Le 3 au soir, je visite M. N... Son pied gauche est rouge
et enflé dans toutes ses parties. Au pied droit, l'affection est
bornée au gros orteil qui est d'une teinte rosée; il est peu
enflé et peu douloureux. Le malade a de la fièvre, il est sans
appétit et n'est point altéré et, cependant, ses urines sont
sanglantes, troubles et sédimenteuses.

Mme N... et moi, nous enveloppons les deux pieds avec
des bandes de feuilles de chou, nous les fixons par un bandage roulé, que nous recouvrons de coton cardé lequel est
maintenu en place à l'aide d'un fichu en mousseline.

La nuit du 3 au 4 est d'abord très agitée, puis elle se
termine par un court et bon sommeil.

Au pansement du matin, le gros orteil du pied droit a
déjà repris sa couleur normale; il est désenflé. Le pied gauche est moins rouge, moins enflé et moins douloureux que
la veille au soir. Cette amélioration est encore plus sensible
au pansement du soir.

La nuit du 4 au 5 est moins mauvaise que la précédente;
le malade dort. Au pansement du matin, d'abord le gros
orteil du pied droit est guéri; quant au pied gauche, son enflure a notablement diminué, et sa rougeur est remplacée
par des plaques rosées, disséminées et rares, excepté vers la
malléole externe. — Les urines sont moins rouges, moins
troubles et moins sédimenteuses. — On continue les mêmes
pansements.

La nuit du 5 au 6, M. N... ne souffre nullement. Le pied
gauche, enflé comme la veille, a moins de plaques rosées,
mais il présente une rougeur érythémateuse qui couvre la
malléole externe et s'étend un peu à l'entour. Cependant le
malade ne souffre nullement : il ajourne au soir l'application des feuilles. Il se lève et marche, mais péniblement.

Pas de souffrance la nuit du 6 au 7. Le matin, le pied
gauche a encore désenflé et la rougeur érythémateuse de la
malléole est moins vive. Application de feuilles le soir.

Ce traitement est continué jusqu'au 12 avec une amélioration croissante, et un retour progressif aux habitudes de la santé. Ce jour-là, le 12, M. N... prend ses bottes, sort de la maison, vaque à ses occupations sans en être incommodé. — A dater de ce moment, le traitement est supprimé.

Pour méconnaître l'utilité de la feuille de chou dans l'observation précédente, il faudrait un parti pris. Pour la reconnaître, il suffit de considérer la marche de la maladie, qui, étant dans sa période d'accroissement, a été décroissante du moment où l'on a pratiqué l'application des feuilles. Combien cet accès a été bénin, combien il a été court! et cependant les symptômes : urines sanglantes, pied gauche entièrement compromis le faisaient craindre long et douloureux.

Quand on considère combien la rétrocession de la goutte et son transport sur un organe essentiel à la vie, est chose à craindre et périlleuse, avec quelle reconnaissance, avec quelle confiance on doit, dans cette maladie, employer la feuille de chou, qui ne refoulerait pas l'humeur goutteuse, mais l'attirerait; qui ne lui fermerait pas les exhalants, les sécréteurs cutanés, mais les lui ouvrirait.

Hémorrhoïdes.

Déjà, étant encore à Romans, j'ai conseillé la feuille de chou contre les hémorrhoïdes. C'était à demoiselle Pauline Bonnardel, couturière. Se tenant difficilement assise, elle dut suspendre son travail. Je la fis asseoir sur des feuilles de chou, vers les 2 heures de l'après-midi. Immédiatement elle fut soulagée et le soir elle ne souffrait plus. — Voici un autre cas.

M. Tournier, 55 ans, ébéniste, rue de Billon, est atteint d'hémorrhoïdes depuis sa 23e année. Souvent elles sont fluentes et quelquefois elles sont le siège de fortes hémorrhagies. Jusqu'à ce jour il les a combattues par des lotions avec de l'eau blanche. Je le visite le 2 juin 1882.

Ses douleurs sont violentes et c'est à cette circonstance que je dois d'avoir été appelé. Le paquet hémorrhoïdal est considérable. Il se compose de petites tumeurs globulaires, violacées, très sensibles, et de replis de la muqueuse anale qui sont rouges et enflés. Les douleurs redoublent pendant la défécation.

Traitement. — Plusieurs fois par jour, lotions à l'eau additionnée de quelques gouttes d'extrait de Saturne, ou lotion à l'eau pure, application de lambeaux de feuilles de chou sur le fondement, un cataplasme de coton, plus un bandage en T pour maintenir l'appareil en place.

En trois semaines de traitement, les tumeurs pâlissent et diminuent, les douleurs cessent, et après deux nouvelles semaines les tumeurs et les plis de la muqueuse sont pâles et flétris.

Bien que M. Tournier puisse se considérer comme guéri, sur mon conseil, il continue encore (20 octobre 1882) ces lotions et ces applications de feuilles. M. Tournier qui, avant son traitement était maigre, sans force, d'un teint plombé, a repris des chairs et de la fraîcheur.

Métrite et Ménorrhagie.

S. C. religieuse cloîtrée, 42 ans, d'une organisation puissante, a été mise à l'emploi du chou dès le 26 octobre 1874 ; voici à quelle occasion.

Depuis plusieurs années elle souffrait habituellement des reins et du bas-ventre. Ces souffrances redoublaient aux époques, pendant cinq à six jours, où la malade avait une abondante hémorrhagie, laquelle était encore suivie de pertes sanguinolentes pendant dix jours, puis de pertes incolores jusqu'à la prochaine époque. Cette dame était tombée dans un état d'anémie au plus haut degré, et, dans les derniers temps, son sang était à peine rosé.

Aux dernières crises, à la dernière particulièrement, telle avait été la violence des douleurs que la malade, qui est douée d'une grande énergie et d'une héroïque patience, se roulait sur le plancher de l'infirmerie. On croyait à une mort inévitable et des mesures furent prises en conséquence.

La maladie avait été traitée par l'homœopathie, par un régime et par une médication toniques, le quina, les ferrugineux; par un régime adoucissant, par des bains, etc. On opposait aux hémorrhagies l'ergotine, la limonade au perchlorure de fer, et aux douleurs, des opiacés tant à l'intérieur qu'à l'extérieur.

Le 26 octobre, l'hémorrhagie est suspendue; les douleurs sont tolérables. La malade a la figure d'un jaune-paille; elle a un œdème général, la figure n'en est pas exceptée. Sa peau est sèche et brûlante. Elle a de fréquents vomissements; elle vomit les bouillons surtout. — Je crois à un squirre utérin et cette croyance est partagée par un autre médecin. Par là nous expliquons l'inutilité des médications employées jusqu'ici.

Or, c'est contre un état aussi grave que je conseille des applications de feuilles de chou sur les reins et sur le bas-ventre de la malade. L'application s'en est faite régulièrement sur le bas-ventre, Sur les reins, les feuilles incommodent la malade. Cependant son état s'est amélioré successivement, ses douleurs se sont calmées; elle a cessé de vomir; elle a pu digérer du bouillon, puis des potages, le régime gras enfin, qu'elle appète maintenant et pour qui elle avait une répugnance invincible. Cette répugnance s'est portée sur le maigre qu'elle préférait avant sa maladie. Une première époque, une seconde se passent sans qu'il y ait perte de sang. La malade désenfle; sa peau, ses muquéuses se colorent. En somme elle est, après trois mois de traitement, dans un état très satisfaisant et autorisant à croire que nous nous sommes trompés dans notre diagnostic ou que S. C. guérit d'un squirrhe, grâce à la feuille de chou.

Névralgie.

Mon correspondant parisien, après m'avoir annoncé un grand soulagement dàns un cas d'eczéma, la guérison des suites d'une entorse au genou, termine sa lettre en m'en signalant une qui lui est personnelle; celle d'une névralgie.

« J'avais, me dit-il, une névralgie dans la tête; je l'avais surtout aux dents. Depuis six semaines je ne pouvais manger. J'ai fait l'application de feuilles. Le premier soir que j'en ai mis à la tête, il y avait à peine deux heures que j'étais dans mon lit, que je m'éveille avec des douleurs bien plus vives surtout aux dents. Pendant la nuit je sentais ruisseler de ma figure. Dès le matin je fus mieux. Je fis pendant quelques nuits l'application des feuilles; elles suintaient de plus en plus; mais au bout de quelques jours, toutes mes douleurs avaient complètement disparu et depuis cette époque (il y a trois mois) je n'ai plus rien ressenti et je mange très bien sur les dents qui étaient malades. »

Névralgie faciale grave, ancienne. — GUÉRISON.

A la date du 7 octobre 1875, le frère Pancaire des Ecoles Chrétiennes à la Tour-du-Pin, me priait de donner des conseils pour son supérieur, le frère Osimond, atteint depuis 22 ans d'une névralgie faciale du côté droit. Il m'en donnait quelques détails que le malade, plus tard, m'a complétés.

Le frère a 50 ans; ses dents sont en parfait état. A part sa névralgie il n'a pas eu d'autre maladie qu'une inflammation d'entrailles, en 1857. Cette névralgie se présentait par des accès d'une longue durée, et qui sont revenus à des périodes de plus en plus rapprochées, tandis que les douleurs croissaient en intensité. — Quand on m'écrivit l'accès datait d'un mois. Le malade était alors couché, n'osant se permettre aucun mouvement. Il souffrait, comme par le passé, du reste, à la tempe, à la joue, au sourcil, à l'aile du nez, aux lèvres, aux dents, au voile du palais, à droite, et rien ne le soulageait. L'attouchement d'une cuillère, d'un verre à ses lèvres ou à ses dents, redoublait ses souffrances. Craignant qu'il ne succombât à la douleur et à l'inanition, on le fit administrer.

Pendant ces vingt-deux ans de névralgie, le frère a eu recours à plusieurs médicaments. Je vais les rappeler sans observer l'ordre de leur emploi.

Le sulfate de quinine en plusieurs temps, soit en pilules, soit en solution; les sels de morphine par la méthode sous-cutanée, le laudanum de Sydenham, l'extrait d'opium et l'extrait de belladone en applications; des préparations arsénicales, des médicaments homéopathiques, les eaux de Néris, etc.

A Lyon, je ne saurais dire en quelle année, après un traitement infructueux, on délibéra sur l'opportunité de faire l'excision du nerf malade. Mais comme le choix en était difficile, les douleurs se faisant sentir sur plusieurs points et que le malade avait peu d'empressement pour cette opération, elle fut ajournée.

En juillet 1875, le frère Osimond fut mis à l'usage des pilules antinévralgiques de Crosnier. Il en prit encore dans les commencements du mois d'août. Pendant les trois dernières semaines de ce dernier mois et la première de septembre, le malade ne souffrit pas, ensuite les douleurs

revinrent en dépit des pilules et acquirent le degré de violence dont j'ai parlé.

La lettre du frère Pancaire reçue, je lui adresse un exem-
plaire de ma Notice, et dans ma réponse je le pressais d'employer la feuille avec une entière confiance.

Dans une seconde lettre datée du 25 octobre, après quinze
à seize jours d'emploi du crucifère, le frère Pancaire me dit :
« J'ai tous les jours fait des applications de la feuille de
chou, comme l'indique votre brochure ; les douleurs sont
bien moindres depuis ; tous les jours elles reviennent encore,
mais pendant le jour seulement, la nuit le malade repose. »
Le malade prenait des aliments, les forces lui revenaient
vite, et le 30 octobre, après une vingtaine de jours de traitement, le frère Osimond arrivait à Romans.

Ici nous avons continué à combattre la névralgie par la
feuille. Mais cette maladie s'étant compliquée d'une irri-
tation gastro-intestinale, nous avons dû combattre cette
complication, par une application de six sangsues à l'épi-
gastre, par des boissons délayantes, purgation, régime doux.
Le frère, guéri de cette complication, repartit de Romans
le 15 novembre 1875, ayant encore à l'aile du nez et à la
lèvre supérieure, des élancements, seul reste de sa maladie.
Il les éprouve encore, me dit-il dans une lettre datée du
23 juin 1876, tous les jours et plusieurs fois par jour, mais
combien c'est peu de chose, fait-il observer, en comparaison de ses douleurs d'autrefois !

Le succès obtenu chez le frère Osimond ferait espérer
volontiers que toute névralgie faciale devrait céder à la
feuille de chou. Malheureusement il n'en est pas ainsi, car
elle a échoué complètement chez le R. Père Berne, oblat
de Marie Immaculée, à Notre-Dame-de-Losier. La névralgie
de ce religieux, ancienne et violente, ayant résisté à toute
médication connue, le malade espérant guérir, avait con-
senti à l'extraction de vingt-deux dents sans en éprouver le

plus léger soulagement. Dans le courant de l'été 1875, le R. P. Berne s'appliqua des feuilles de chou sur les côtés de la figure, avec plus ou moins d'exactitude. Il s'ensuivit une amélioration qui s'est prolongée pendant quelque temps et nous commencions à croire à une guérison prochaine quand la maladie a repris toute sa violence. — Le 6 juillet 1876, j'appris que ce malade était en traitement à Lyon et qu'on lui avait pratiqué l'excision de plusieurs rameaux nerveux.

L'emploi de la feuille de chou a été suivi d'un plein succès dans le traitement d'une névralgie intermittente chez demoiselle Rosalie Rochat, 21 ans, assez grêle, d'un tempérament nervoso-bilieux.

En février 1877, elle réclama mes conseils pour une douleur violente à la tempe, revenant, sans être précédée de frisson, tous les jours à 5 heures du soir et durant toute la nuit. Cette maladie datait d'environ deux mois. Je conseillai des applications de feuille de chou sur la tempe, me réservant de recourir à la quinine, si les feuilles échouaient. Treize jours d'application de feuilles à la tempe, deux jours d'application à la tempe et aux jambes, ont délivré le malade de sa névralgie. Dès les premières applications elle a éprouvé du soulagement. — Il est à remarquer que l'application des feuilles aux jambes a hâté la guérison.

Dans le traitement de la sciatique, la feuille aide puissamment à l'action du vésicatoire. On en recouvre cet exutoire, on en recouvre le membre tout entier.

Au témoignage de M. d'Hagerie, de Saint-Donat (Drôme), elle aurait pu seule procurer la guérison de cette maladie, dans un cas.

La feuille de chou est souveraine pour combattre les points de côté, les névralgies intercostales, les douleurs vagues, nerveuses, sur la poitrine, les reins, aux membres, et surtout aux articulations.

Baudin, 68 ans, est un infirme de l'hospice de Romans. Le 3 avril, il fut heurté au côté droit par un timon de voiture et renversé. On a appliqué successivement deux emplâtres thérébentinés sur le côté blessé. Cependant, le 26 avril, Baudin éprouvant depuis plusieurs jours une augmentation dans les douleurs, de la gêne dans la respiration, la perte du sommeil et de l'appétit, est apporté dans la salle des malades civils. Le 27, je lui applique des feuilles sur le point douloureux ; une demi-heure après, le malade s'endort. Le soir, l'application est renouvelée : les jours suivants elle est continuée matin et soir. — Le 3 mai, Baudin ne souffrant plus, l'application de feuilles est suspendue. — Baudin était guéri.

Ophthalmie.

Le chou combat avec succès l'ophthalmie morbilleuse et variolique ; il peut les prévenir. Il serait utile, je crois, dans l'ophthalmie rhumatismale, et, apparemment dans toute espèce d'ophthalmie. On pourrait, du reste, l'employer concurremment avec toutes sortes de médications, avec des collyres, se servant de ceux-ci le jour, et du chou, la nuit. Le chou paraitrait réussir dans l'ophthalmie chronique, dans celles qui ont résisté à de nombreuses médications, comme si, dans ce cas, la maladie était entretenue par un principe vicié que lui enlèverait la feuille. Une seule fois je l'ai employée dans cette circonstance. En voici le résultat.

Lucie Robert, femme Sauvageon, tempérament lymphatique, sujette a l'ophthalmie lymphatique dans son enfance, avait eu, depuis, les yeux irritables, et en contractait souvent l'inflammation. Ses yeux s'enflammèrent, en mars 1874, Elle eut recours à des collyres de différente nature et néanmoins elle n'en était pas encore guérie en octobre suivant. Je lui conseille alors d'appliquer sur ses yeux, seulement pendant la nuit, des lambeaux de feuilles de chou. Huit jours de ces applications suffirent pour lui enlever du globe oculaire douleur et rougeur.

Un garçon de 14 ans, appartenant à des parents pauvres, couchant dans une chambre humide, avait pris une ophthalmie lymphathique avec photophobie, occlusion complète de chaque œil, que pendant deux ans on avait combattue par toutes les médications connues et, en dernier lieu, par la pose d'un séton à la nuque. Cet exutoire fonctionnant depuis un mois et n'ayant apporté aucune amélioration à ce malade, une personne étrangère à l'art, qui avait foi en la vertu de la feuille de chou, lui en appliqua sur les yeux jour et nuit, et quinze jours après, le malade y voyait et supportait la lumière en plein jour. Ce garçon m'a été présenté six semaines après ce traitement, le 15 septembre 1875, ses yeux étaient en parfait état.

Je dois ajouter que le médecin qui avait posé le séton lui attribue cette guérison et que la personne qui a fait l'application des feuilles de chou les en gratifie.

Ozène.

Dans la première édition de cette Notice, je disais : « Depuis quelque temps la feuille est employée en applications sur le front d'une jeune personne atteinte d'ozène et son état s'est sensiblement amélioré ; la sécrétion des fosses nasales s'est bien modifiée ; elle est moins abondante, moins épaisse et moins fétide. »

Or, ces applications ont été continuées avec peu de régularité, et cependant j'ai constaté, en août 1876, et cet état datait déjà de plusieurs mois, que la jeune personne n'exhalait aucune mauvaise odeur : sa mère la croyait guérie. —

Depuis, dans deux autres cas d'ozène, le même moyen m'a valu le même succès.

Panaris.

Le panaris est une inflammation phlegmoneuse se développant sur un point de l'étendue d'un doigt, pouvant ensuite s'étendre à tout ce doigt, à la main, aux autres doigts, etc. La gravité de cette inflammation, la violence des douleurs qu'elle cause, sont en proportion de la profondeur et de l'étendue des tissus qu'elle attaque.

Appliquée dès le début, si le panaris est superficiel, la feuille peut en arrêter le développement et le faire avorter. Obtiendrait-on cet heureux résultat si l'inflammation était profondément placée ? On pourrait encore l'espérer, puisque la feuille en combat l'extension et l'empêche d'aboutir. En tout cas, il serait prudent d'appliquer la feuille sur un doigt, dès qu'on en souffre.

Depuis bientôt deux ans, je traite par la feuille de chou, toujours avec le plus grand succès, tous les panaris qui se présentent à moi. J'en ai traité de fort graves et je regrette de n'en avoir pas pris note. L'un d'eux surtout, serait d'un grand intérêt ; il montrerait la puissance du crucifère dans cette maladie. Voici un souvenir qui s'y rattache.

Dès son entrée à l'hospice, le malade fut couché et son bras, placé sur des coussins, fut recouvert de cataplasmes. Quand, à ma première visite, j'annonçai, après examen, que j'allais employer la feuille de chou, une religieuse, dont la confiance en elle n'égalait pas la mienne, se récria : « Il y a trop de mal, dit-elle. » Il y avait beaucoup de mal, en effet, un doigt, la main, étaient ouverts sur plusieurs points et en suppuration. Tous les doigts, la main, le poignet, l'avant-bras jusqu'au coude, étaient rouges et enflés. Il était impossible au malade d'imprimer à ce membre le plus léger mouvement : or, il put le soulever dès qu'il fut enveloppé de feuilles dans toutes ses parties, et j'appelai la sœur pour qu'elle en fût témoin.

Le soulagement fut donc prompt, mais la guérison fut lente, les désordres dans ce membre étaient si graves et si multipliés ! Mais sans le secours de la feuille de chou, quelle eût été l'issue de la maladie ? La suppuration se serait encore établie sur d'autres points de la main, sur le poignet et sur l'avant-bras, et l'usage de ce membre aurait été compromis et peut-être la vie du malade mise en danger.

1er cas. — Au commencement de juillet 1876, Monsieur Vasselet, élève au grand séminaire de Romans, ressent de la douleur à l'extrémité de l'indicateur gauche. Une vive inflammation avec enflure se déclare autour de l'ongle et y forme un bourrelet rougeâtre. Sur mon conseil, M. Vasselet entoure son doigt de bandelettes de feuilles de chou ; il les renouvelle soir et matin et cinq jours après il est guéri.

2e cas. — Madame Faizant commence à souffrir de son médius droit, le 25 juin 1876. Ses douleurs augmentent chaque jour ; le 5 juillet, elles redoublent à la suite d'un bain alcalin. On lui fait alors tenir son doigt au milieu de la pulpe d'un citron bien malaxé. Le doigt m'est présenté le 6 suivant. Les deux dernières phalanges seulement sont rouges et enflées. La présence du pus est manifeste autour de l'ongle et en dessous. Je pratique sur la partie pustuleuse la plus apparente, une ouverture par la lancette. Dès que le pus s'est écoulé, on replace le doigt, contre mon avis, dans la pulpe d'un nouveau citron.

Ce traitement, bien que les douleurs s'en exaspèrent, est continué. Le 9 au soir, elles sont extrêmes. L'engorgement inflammatoire a gagné tout le médius et de là s'est étendu aux autres doigts, à la main et au poignet.

On accepte alors mon pansement par la feuille de chou. J'en enveloppe toutes les parties malades et à l'instant les douleurs se calment. Vers minuit elles se réveillent, quand le pus, par son abondance, établit une séparation entre les

feuilles et les tissus. Le mari Faizant panse alors sa femme
et les douleurs cessent aussitôt.

— Ce matin, 10, la malade arrive à l'hospice, elle souffre.
La raison c'est que le doigt et les bandelettes sont inondés
de pus. Mais déjà le poignet est complètement désenflé et
l'enflure a diminué sensiblement à la main et aux doigts
non malades. Le 12, après trois jours de ce mode de pansement, tout est désenflé, excepté l'extrémité du médius, où
des douleurs bien supportables se font sentir sous l'ongle
seulement. Et à dater de ce jour, la malade cesse de venir
se faire panser à l'hospice.

3e CAS. — Mme veuve Périolat, 58 ans, s'est planté une
écharde à la face palmaire, au centre de la première phalange de l'indicateur droit. C'était le 24 mai 1876. Elle continua de travailler, mais le cinquième jour le doigt enfla et
devint douloureux. Elle prit un bain alcalin et ses douleurs
redoublèrent, et depuis elles sont allées en augmentant
chaque jour; la malade en a perdu le sommeil et l'appétit.

Le 9 juin, la femme Périolat vint à l'hospice. Sa main
est enflée, son indicateur l'est particulièrement; il est ouvert sur la piqûre de l'écharde. Une phlyctène qui s'étend
de la face palmaire jusque sur le dos de l'indicateur et vers
la paume de la main est pleine d'une sérosité sanguinolente. Sous la phlyctène et à l'entour le tégument est d'un
rouge violacé. Pendant mon examen, la phlyctène se dé-
chire et se vide.

J'entoure le doigt de bandelettes et la main de feuilles de
chou. Les jours suivants, le même pansement est renouvelé
matin et soir. D'abord les douleurs diminuent faiblement,
mais dès le 12 juin, la malade commence à bien dormir, et,
à dater du 18, ses douleurs sont presque nulles et ses nuits
sont excellentes; la main est désenflée et le doigt a désenflé
notablement. La peau a, sous la phlyctène et à l'entour, repris sa couleur.

Le 28, un volumineux bourbillon est extrait. La cavité qui en résulte montre quelles étaient la profondeur et l'étendue de l'inflammation. Cette cavité est presque comblée le 30, et la cicatrisation commence. — La malade pouvant se panser elle-même, ne reviendra plus à l'hospice.

Dans le traitement du panaris comme dans celui de l'anthrax ou de toute affection qui suppure, jamais la feuille de chou n'est en défaut, jamais. Toujours elle dépasse, en utilité, ce qu'on peut raisonnablement en espérer.

Dans le cas Vasselet, cas dont le début ressemblait exactement à celui de la dame Faizant, la feuille met cinq jours pour l'arrêter et le guérir.

Dans le cas Faizant, l'inflammation qui d'abord était bornée aux dernières phalanges, s'étend ensuite, en quarante-six heures, à la première du doigt malade, aux doigts qui ne l'étaient pas encore, à la main, au poignet; mais après trois jours de l'emploi de la feuille, cette extension de l'inflammation a disparu et la maladie marche rapidement vers la guérison.

Le cas de la dame Périolat comprenait deux symptômes graves, la phlyctène et la couleur violacée des téguments. Ils cèdent à trois jours d'application de feuilles. La maladie est arrêtée. Il reste à détacher et à éliminer les tissus mortifiés, opération déjà terminée le 28 juin; puis la cicatrisation commence.

Paralysie.

Traitement par les feuilles de chou. — AMÉLIORATION.

Guichard, 45 ans, est malade depuis dix ans. Ses membres, du côté gauche, sont froids. Au supérieur l'avant-bras est contracté sur le bras, la main sur l'avant-bras, les doigts dans la paume de la main et le bras sur le côté. Une force extérieure peut vaincre en partie ces contractions, mais elles se rétablissent dès que la violence a cessé.

7.

Le membre inférieur est semi-paralysé ; Guichard peut s'y porter, faire quelques pas, mais il le traîne, et son pied, de sa pointe, rase le sol ; s'il rencontre quelques inégalités, Guichard chancelle et tombe facilement.

Le 25 juin 1876, Guichard voyant les succès qu'on obtient avec la feuille de chou, demande qu'on lui en enveloppe le bras. On le satisfait, et depuis, chaque soir, on lui recouvre le bras du végétal. Voici le résultat de quatre mois de ce traitement, pendant lesquels les feuilles ont toujours été mouillées ou humides.

Les deux membres ont repris, à peu de chose près, leur température normale.

Guichard lève le pied en marchant. Au lieu de traîner sa jambe, il peut l'élever à la hauteur de deux pas d'escalier et les franchir. Il pourrait parcourir plusieurs kilomètres sans se reposer.

Il étend un peu son bras et peut porter sa main à son front. Ses doigts sont moins raides. Il peut, ouvrant sa main gauche de sa droite, y placer une pioche et s'en servir.

Ce résultat devant paraître incroyable, je l'ai fait constater par témoins. Je l'ai dit, c'est Guichard qui a réclamé l'application du crucifère, je n'aurais pas osé le lui proposer ; la pensée ne m'en serait pas venue. C'est une expérience à répéter. Je la pratiquerai quand les malades le permettront ; car ils s'y refusent, j'en ai déjà fait plusieurs fois l'expérience. — Voici cependant une nouvelle tentative et un nouveau succès :

Mᵐᵉ Clabat, 73 ans, a eu des revers de fortune. En 1866, elle eut plusieurs étourdissements et tomba sans perdre connaissance ; mais le membre inférieur droit fut pris d'une grande faiblesse qui, intermittente d'abord, est devenue permanente depuis cinq ou six ans. Ce membre a aussi perdu sa chaleur. La malade, croyant son affection incurable, n'a suivi aucun traitement.

M⁻ᵉ Clabat est apportée à l'hospice, le 31 octobre 1876. Elle peut se porter sur sa jambe malade, et, prenant un point d'appui sur des chaises, sur des lits, traverser la salle.

Le membre inférieur droit est, seulement la nuit, enveloppé de feuilles de chou, et déjà le 11 novembre la malade a pu se tenir debout et repasser une partie de la journée; elle marche sans avoir recours aux lits, aux chaises, comme elle faisait auparavant; elle affirme que ses deux jambes sont aussi fortes l'une que l'autre et qu'elles ont la même chaleur.

Appelé chez M. Seitz, chevalier de la Légion d'honneur, etc., très honorable industriel à Granges (Vosges), pour une affection presque en tout semblable à celle de Didier, j'ai employé la feuille de chou sans aucun résultat.

Paralysie de la vessie et des membres inférieurs.

Rigodin, 50 ans, travaillait au canal de la Bourne. Le 5 octobre 1876, comme il était baissé pour caler la roue d'un wagon, celle-ci se brisa et la charge du véhicule, environ 100 quintaux de sable, lui tomba en grande partie sur les reins : il en fut comme enseveli. On le dégagea et incontinent on l'amena à l'hospice de Romans.

Je visite Rigodin le soir du même jour; il a l'abdomen vergeté, tendu et douloureux; il souffre aussi des reins. Les membres inférieurs sont froids; ils ont perdu le mouvement et le sentiment. Le fémur à droite est fracturé vers son tiers supérieur. Les urines sont supprimées depuis l'accident.

Traitement. — La cuisse droite étant paralysée, j'en réduis la fracture avec facilité, puis je place le membre dans le bandage de Scultet; je sonde le malade et je lui fais appliquer sur le ventre des cataplasmes, arrosés d'extrait de Saturne.

6 octobre. Le malade est sondé deux fois dans la journée. Les cataplasmes sur l'abdomen sont remplacés par des feuilles de chou; j'en place sous les reins; j'en enveloppe toute la cuisse gauche. On donnera une tisane de pruneaux.

18 octobre. Voilà douze jours que le malade suit ce traitement. Aujourd'hui, le malade a une émission d'urines et une évacuation alvine spontanées et les deux fonctions ne se troubleront plus depuis. Les douleurs des reins et du ventre vont diminuant et la jambe gauche se réchauffe.

25 octobre. Les douleurs des reins et du ventre ont cessé; la jambe a repris sa chaleur dans toutes ses parties; elle a repris aussi le mouvement, excepté dans les doigts de pied.

Rigodin pensant ne plus avoir besoin de feuilles de chou à sa jambe gauche, les refuse ; mais huit jours après, ce membre s'étant refroidi, le malade les réclame. J'en applique de nouveau avec le même succès que la première fois.

Décembre. Voilà trois mois que Rigodin suit ce traitement. Il a repris en partie l'usage de ses membres inférieurs. La température s'y maintient à l'état normal. Toutes les fonctions se font régulièrement. Mais Rigodin est d'une grande faiblesse ; il a bien vieilli.

L'efficacité de la feuille de chou est ici incontestable. Elle a enlevé la douleur des reins et de l'abdomen, rétabli les fonctions de la vessie et du gros intestin, rendu aux membres abdominaux le mouvement et la chaleur en peu de temps.

Et encore ce cas, rapproché de celui de M. Loviat, permettrait de conclure que la feuille de chou est un moyen sûr pour combattre les contusions et leurs suites.

Phlébite.

C'est le nom que l'on donne à l'inflammation d'une ou plusieurs veines.

Elle reconnaît pour cause ordinaire une blessure (plaie, piqûre, contusion de ce genre de vaisseau). Des ulcères, des excoriations, de larges plaies en suppuration, peuvent également la causer. La phlébite serait-elle quelquefois spontanée? Ou bien elle est bornée à un seul membre ou elle envahit toute l'économie. Dans ce dernier cas, c'est la fièvre purulente.

Or, dans le traitement des piqûres, plaies, contusions, quelles qu'en soient l'étendue et la profondeur, si l'on se sert exclusivement de la feuille de chou, on prévient sûrement la phlébite, soit locale, soit générale; et si déjà elle existe, rien, pour la combattre, n'égalera l'efficacité de la feuille de chou largement appliquée sur le membre ou sur les membres malades.

1er cas. — Vers la fin de l'été 1875, j'étais à Saône, village près de Besançon et lieu de ma naissance. L'une de mes belles-sœurs, 60 ans, tempérament lymphatique, était atteinte de fièvre muqueuse depuis un mois. Au vingtième jour de cette maladie, elle prit des douleurs sourdes, profondes, dans la jambe droite, qui enfla bientôt considérablement.

Le 9 septembre, je vois la malade pour la première fois. Sa jambe, son pied droit ne présentent aucune lésion; ils sont sans changement de couleur, et cependant ils sont très enflés. De la malléole interne jusqu'au genou, on perçoit au toucher des cordons durs, douloureux et présentant des nœuds de distance en distance. Le médecin qui soigne ma belle-sœur a diagnostiqué une phlébite et fait pratiquer sur la jambe malade des frictions avec une pommade contenant un extrait vireux.

Après des lotions j'enveloppe le membre de feuilles de chou. Il est cinq heures du soir; le matin du jour suivant, je procède à un nouveau pansement. Les feuilles que j'enlève sont mouillées, la jambe l'est aussi. Après l'avoir essuyée, je m'assure qu'elle désenfle, que les cordons et les nœuds sont moins apparents et moins douloureux. De nouvelles feuilles sont appliquées et ce pansement est continué matin et soir.

Le 13, M. le docteur X... trouve la jambe bien désenflée et n'y rencontre ni nœuds ni cordons. Le 14, après quatre jours d'absence, je revois la malade ; je l'examine et j'arrive au même résultat ; la maladie de ma belle-sœur, après vingt-quatre heures de traitement par les feuilles, était peu douloureuse; elle était jugée six jours après.

2e cas. — Le 27 mars 1882, je fais ma première visite à M. Blambois, 35 ans, peintre en bâtiments, rue du Cingle à Besançon. Depuis huit jours il garde le lit. Il présente sur le cou-de-pied droit, sur une peau rose, un lacis rougeâtre de vénules flexueuses ; au-dessus de ce lacis, et s'étendant sur la face antérieure et externe de la jambe, à 15 centimètres de hauteur sur une largeur égale, une surface rouge, enflammée, couverte d'ulcérations, d'où la saphène interne, saillante, sensible, dure, noueuse, bleuâtre, s'élève jusqu'au pli de la cuisse où elle se termine dans une glande engorgée.

Traitement. — Matin et soir lotion avec de l'eau additionnée d'une très faible proportion de solution de chlorure de chaux, application de demi-feuilles de chou à la manière imbriquée. Sur les feuilles cataplasme de coton cardé, puis bandage roulé.

Le 2 avril, le malade se lève ; le 6, il va prendre ses repas dans une maison voisine ; le 12, quoique n'étant pas parfaitement guéri, il va travailler, mais le 16, de petites ulcérations survenant, il dut reprendre le lit et recommencer le traitement. Huit jours après il est définitivement guéri : lacis veineux, ulcérations, inflammation de la saphène, tout avait disparu pour ne plus revenir.

Phlegmasia alba dolens.

Ces expressions latines sont conservées, elles signifient : Phlegmasie ou inflammation blanche et douloureuse.

Cette maladie est propre aux nouvelles accouchées. Elle consiste dans l'inflammation de la totalité de l'un des membres inférieurs, ordinairement du membre gauche. Lorsque l'engorgement atteint son développement, le membre effraie par son volume ; il est blanc et très douloureux. La médecine, jusqu'à ce jour, ne possède aucun traitement fixe, efficace contre cette maladie. Or la feuille de chou en triomphe avec une étonnante facilité. En voici des exemples :

1er. — Louise Valaye, femme Roméo, 26 ans, habituellement bien portante, est accouchée heureusement d'un quatrième enfant, le 23 avril 1876. Le 6 mai, un accident étant arrivé à son mari, elle éprouve des frissons, puis des douleurs dans les reins. Ces douleurs s'étendent successivement de haut en bas, à tout le membre inférieur gauche. Une enflure survient et suit la même marche. La malade perd en même temps son lait, le sommeil et l'appétit.

Le 10, on pratique sur le membre malade des frictions avec du baume tranquille, frictions qui sont très douloureuses, puis on le recouvre de coton.

Le 11, je visite la malade. Comme elle est indigente, on délibère sur son entrée à l'hospice. La difficulté du transport, tant sa jambe est enflée et douloureuse, fait ajourner cette mesure. — Voici l'état de la malade :

Figure vultueuse, peau chaude et sèche, pouls dur et fréquent. Depuis six jours elle a perdu le sommeil. Son membre est énormément tuméfié dans toutes ses parties ; il est parfaitement blanc excepté sur le genou et sur le cou-de-pied où il est rosé. Les douleurs y sont violentes et arrachent des cris à la malade ; la plus légère pression en augmente la douleur.

Il est 11 heures du matin. L'examen terminé, je procède au pansement. J'enlève le coton ; puis ne pouvant, à raison des douleurs que causerait cette manœuvre, soulever le membre pour l'envelopper de feuilles, je l'en recouvre seulement. Un morceau d'étoffe sur lequel le membre repose est épinglé dessus ; il maintient les feuilles en place.

A 6 heures du soir, je renouvelle le pansement. Les feuilles qui ont servi sont couvertes de gouttelettes d'une sérosité limpide. Déjà la malade souffre moins. On peut, sans la faire souffrir, soulever son membre et l'envelopper de feuilles : on peut la placer sur un pauvre grabat, refaire le sien et l'y replacer. La nuit et le jour suivant, la malade ne fait qu'un somme : elle s'éveille seulement pour donner le sein, pour recevoir des soins et satisfaire à ses besoins personnels. — On continue les mêmes applications.

Le 13, la malade accuse de l'appétit. Elle imprime à son membre de légers mouvements. On peut le lui presser sans qu'elle en souffre. L'enflure y diminue. Le 15, elle le soulève pour aider au pansement. Le 20, elle essaye de se lever, elle est obligée de se recoucher aussitôt. Le 21, elle reste levée pendant trois heures ; les jours suivants elle reste davantage et elle s'occupe de son ménage. Son mari lui applique des feuilles pendant la nuit. Cependant la fatigue lui fait enfler la jambe ; je lui applique un bandage roulé. Elle continue de faire son ménage, mais le 18 juin, sa jambe étant très enflée et douloureuse, la malade dut reprendre le lit. Je fis de nouvelles applications de feuilles. Après quarante-huit heures de ces applications et de repos au lit ; la malade, sa jambe n'étant ni douloureuse ni enflée, se croyant guérie, se lève et fait son ménage.

C'était le 21 ; le 22 elle prend de violentes douleurs dans la hanche gauche ; elles cèdent à quarante-huit heures de repos et d'applications de feuilles, et depuis la femme Valaye n'a pas eu d'autres suites de sa maladie qu'un sentiment de faiblesse dans le membre malade et un peu d'engorgement dans la jambe chaque soir.

Dans la première édition de cette Notice, j'exprimais la croyance que la feuille de chou serait utile dans le traitement de la *phlegmasia alba dolens*. L'observation qu'on vient de lire justifie pleinement cette prévision. Impossible, en effet, d'y méconnaître l'action curative de la feuille. Et combien cette action a été prompte? Quelques instants après l'application des feuilles, la malade se sent soulagée. Mais huit heures après le doute n'est plus permis, puisque cette pauvre femme que la violence des douleurs empêchait de dormir depuis cinq à six jours, dort pendant vingt-quatre heures pour ainsi dire. Au 1er juin, elle faisait son ménage : la *phlegmasia alba dolens* était guérie. Les accidents qui survinrent ensuite avaient pour cause la faiblesse et la fatigue. — Depuis le cas Vallaye, j'en ai traité plusieurs de la même manière et avec un égal succès. — Entre autres un cas, en août 1882, chez Mme Plain, rue du Chateur, 16, à Besançon.

Mme Plain était allée, en juillet 1882, à Strasbourg, consulter le docteur Kœberlé pour une tumeur abdominale ; elle espérait qu'il lui en ferait l'ablation. L'habile chirurgien lui apprit que sa tumeur était un kyste et qu'étant implanté sur la matrice, il n'était pas opérable.

De retour chez elle, elle s'appliqua, dès les premiers jours du mois d'août, des feuilles de chou sur le bas-ventre, et, chose inespérée ! la tumeur commença aussitôt à diminuer. Mais pendant ce temps, le membre pelvien droit a enflé. L'enflure a commencé en haut de la cuisse d'où elle est descendue.

Le 21 août, jour de ma première visite, l'enflure est arrivée vers le milieu du mollet. Cette enflure est douloureuse ; la peau tendue, luisante, est d'une parfaite blancheur. — La malade est sans force, elle garde le lit. Sa langue, rouge à la pointe, est saburrale; vomissements fréquents de substances glaireuses; pas d'appétit, toux, peau chaude, pouls dur et fréquent. — Mme Plain est donc atteinte de *phlegmasia alba dolens* à propos d'un kyste. En voici le traitement :

Application de feuilles de chou du pied jusqu'au haut de la cuisse, par dessus coton cardé puis bandage roulé. Ce pansement est répété matin et soir. — Les douleurs se calment aussitôt, mais l'enflure, qui diminue au sommet de la cuisse, à la cuisse ensuite, envahit peu à peu le bas de la jambe, puis le pied. — Le même traitement est toujours continué, et, après trois semaines de son emploi, le 10 septembre, le membre est guéri. — Au traitement par les choux j'ai ajouté, pour la satisfaction de la malade et de son mari, des frictions sur le membre avec du baume tranquille.

Phlegmon de la totalité du Sein.

Mme Beau, 20 ans, lymphatique, accouche et ne nourrit pas pour se livrer à la couture. Quinze jours après, le 15 mai 1870, son sein gauche enfle, durcit, s'enflamme et cause de vives douleurs. La malade prend de la fièvre, elle perd l'appétit et le sommeil. On lui applique des cataplasmes de farine de lin. Elle garde le lit.

Je la visite, le 29 suivant. Son sein est uniformément rouge et enflé. Je n'y perçois ni dureté ni fluctuation. J'y applique aussitôt, à la manière imbriquée, des moitiés de feuilles de chou bien lisses, bien roulées; je les recouvre d'un gâteau de coton cardé. Un bandage mollement serré maintient le tout en place. Le même pansement est répété tous les jours jusqu'à la guérison.

Dès le premier pansement, la malade est soulagée; elle dort la nuit suivante. Elle souffre, la nuit du 30 au 31. Le matin, au pansement, l'appareil est inondé du pus qui est sorti par une petite ouverture près et en dehors du mamelon. Cette abondante suppuration continue jusqu'au 4 juin. Pendant ce temps la malade, qui souffre peu, reprend le sommeil et l'appétit. La suppuration diminue ensuite ; elle est tarie, le 7 juin ; le sein est complètement désenflé, la femme Beau se lève et fait son ménage : on cesse tout traitement.

Cette guérison n'appartient pas en propre à la feuille de chou, le bandage en a sa part. L'un et l'autre ont calmé la douleur et hâté la suppuration. Le pus, je l'ai dit, s'écoulait par une petite ouverture, mais aussi, j'en ai la croyance, il transsudait à travers la peau, phénomène constaté déjà.

Quoi qu'il en soit, Mme Beau a guéri promptement, elle a peu souffert et sa guérison ne laisse rien à désirer, car son sein ne présente ni cicatrice, ni engorgement, ni difformité.

OBSERVATION. — Vaste phlegmon.

Le 3 août 1880, je visite pour la première fois M. Péter, rue du Mont-Sainte-Marie, 4. Il a 45 ans, il est d'une forte constitution. Dans sa jeunesse il a pu craindre de perdre la vue, et, depuis il a eu une série de furoncles. A part ces affections, il a joui d'une bonne santé. Il ressentait, le 25 juillet, des démangeaisons à la partie supérieure et postérieure de la cuisse droite. Dans le même temps il éprouvait des frissons après le repas et en se mettant au lit. Aux démangeaisons ont succédé bientôt de la douleur, de l'engorgement, une teinte rougeâtre au milieu de laquelle est apparu un petit bouton. Deux jours après, le 27, c'était un gros furoncle, le 28, c'était une tumeur de 10 centimètres, se prolongeant vers le fondement dans une largeur de 5 à 6 centimètres. Le 29, cette tumeur s'est ouverte et a donné issue à une grande quantité de pus et de sang. Il y a

ensuite hémorrhagie abondante et répétée. Des douleurs
violentes faisant pousser des cris au malade et verser des
larmes ne se sont point calmées par l'ouverture de la tumeur et par les pertes de sang.

Cette ouverture a de 3 à 4 centimètres de diamètre.
Les bords en sont profonds et taillés à pic. Vers leur partie
déclive et sortant par l'ouverture, s'étendent des lambeaux de tissu cellulaire rougeâtre. Le fond de la cavité
en est aussi garni. Une très petite ouverture apparaît au
centre du prolongement de la tumeur. Le malade a de la
fièvre ; il a perdu le sommeil et l'appétit. — Le traitement,
jusqu'ici, a consisté en applications de cataplasmes de farine
de lin.

Traitement. — Lotion de l'ulcère et de la tumeur à l'eau
pure : application sur toute la tumeur de bandes de feuilles
de chou, préparées avec soin ; cataplasmes de coton et
bandage. Ce pansement a été répété trois fois le premier
jour, à raison du pus qui s'écoulait de la tumeur en grande
quantité. Il a été suivi de soulagement dès la première application, et pendant la nuit du 3 au 4 le malade a dormi.
Le pansement a été ensuite répété matin et soir avec une
amélioration croissante, cessation des douleurs, retour de
l'appétit et du sommeil. Le 10 août, le huitième jour du
traitement, le malade peut se lever une partie de la journée, l'ouverture du prolongement de la tumeur ne s'est pas
agrandie. — Depuis trois jours, lotion de l'ulcère avec de
l'eau légèrement chlorurée. Cet ulcère se garnit de bourgeons charnus. Le 11, ils sont au niveau des téguments ; le
12, la cicatrisation commence ; le 14, le malade se lève une
grande partie de la journée et commence à travailler de son
état ; il est tailleur. Le 30 août, M. Péter est complètement
guéri.

L'efficacité de la feuille de chou ressort visiblement dans
cette observation. Elle s'y montre antiphlogistique et séda-

tive dans un degré suprême. M. Péter souffre cruellement :
Hé bien! une demi-heure d'application de la feuille le soulage notablement, et douze heures lui procurent une bonne
nuit. L'inflammation dans la tumeur cède immédiatement,
elle cède aussi dans son prolongement, la suppuration s'y
suspend, puis s'arrête le travail morbide qui menaçait de
s'étendre jusque vers le fondement et donner à la maladie
une grande gravité. Ainsi, depuis les premiers pansements
les douleurs se calment, l'appétit renaît et les nuits sont
excellentes. — Quelle somme de douleurs cette pauvre
feuille a évitée à M. Péter et combien de journées de travail
elle lui a gagnées!

Plaie simple et plaie par arrachement.

C'est dans le pansement des ulcères que j'ai commencé à
me servir de la feuille de chou. Or, les ulcères, qu'ils nais-
sent spontanément ou qu'ils succèdent à une plaie, ont toujours pour cause un vice interne que la nature médicatrice,
dans le premier cas, sort de l'économie par des ouvertures
qu'elle y creuse, ou qu'un accident lui offre dans le second
cas, et dont elle use. Dès que le principe vicié est sorti de
l'économie, l'ulcère a atteint son but; il n'est plus qu'une
plaie saine et curable qui guérit, en effet, très bien sous la
feuille de chou. Dès lors une plaie récente pourrait guérir
par le même agent; elle pourrait y gagner d'éviter la mauvaise chance d'être changée en ulcère, Elle y gagnerait encore d'obtenir une cicatrisation plus prompte et quelques
autres avantages, une cicatrice moins difforme, par
exemple.

Kamps, ouvrier mécanicien, 30 ans, est entré à l'hospice
de Romans le 1er juin 1869, pour un panaris au médius de
la main droite. Ce panaris était ouvert et en pleine suppuration. Le 10 juin, Kamps en arrache du tissu cellulaire

mortifié et convertit sa petite affection en une plaie avec perte de substance. Je la panse ensuite avec des bandelettes de feuilles de chou. Sous ce légume la suppuration change de nature. De blanche et crémeuse qu'elle était, elle devient séreuse et rosée; c'est l'exhalation d'une plaie fraîche.

Le 18, à la demande de Kamps, je remplace le chou par du cérat, et le 19 déjà, la suppuration est un pus blanchâtre, lié, crémeux. Le 21, Kamps me témoigne sa préférence pour le premier mode de pansement, et je reviens au crucifère. Le jour suivant, la suppuration a repris sa limpidité. Le 6 juillet, la plaie de Kamps est cicatrisée; le 10, il sort de l'hospice. Ce phénomène, la sécrétion sous la feuille, dans une plaie, d'une sérosité limpide, est digne d'attention. — Voici la guérison d'une plaie par arrachement :

Badois (Jean), fort, bien portant, eut, le 28 août 1871, comme il aidait à placer sur un billot une meule de moulin pour la tailler, la main droite saisie entre ces deux objets. A raison de la forme arrondie du billot, les doigts furent diversement atteints; le plus gravement atteint fut l'indicateur.

Les téguments, à ce doigt, excepté au dos et à la moitié de son côté antérieur, furent arrachés de la première phalange à la pointe, et restèrent attachés soit au billot soit à la meule : il n'y eut pas d'hémorrhagie. Cet accident étant arrivé dans les montagnes du Vercors (Drôme) où l'on n'a pas de médecin, le doigt fut enveloppé de compresses trempées dans de l'eau vulnéraire. — Ce pansement fut continué jusqu'au 3 septembre suivant.

De retour chez lui, à 12 kilomètres de Romans, il est venu les 4, 5 et 6 se faire penser à l'hospice de cette ville; une religieuse procédait à cette opération et se servait de cérat simple. Le 7, Badois me fut présenté. Voici l'état de sa plaie :

Le doigt et la main sont très enflés. La plaie, dont on connaît les dimensions, est grisâtre, mamelonnée; les bords en sont renversés. Les douleurs, habituellement violentes, sont sujettes à des exacerbations. Elles sont alors brûlantes, lancinantes, avec sentiment de torsion et d'arrachement. Elles s'étendent de l'indicateur au médius et de ces deux doigts elles se propagent dans toute la longueur du bras. Hors le temps des exacerbations, le médius est engourdi. Il est souvent ramené convulsivement vers le doigt blessé, dont il faut l'écarter, quelquefois avec effort, pour procéder au pansement. La plaie suppure peu; bien qu'elle soit sanieuse, la suppuration n'est pas fétide. Badois a conservé l'appétit, mais ses douleurs l'empêchent de dormir.

Voici le traitement : Je ne pratique pas de lotions sur la plaie; elles seraient trop douloureuses. Je la recouvre de feuilles de chou. Ce pansement, comme les précédents avec le cérat, est très douloureux. — Je retiens Badois à l'hospice; il me sera plus facile de lui donner mes soins. Le soir, je renouvelle mon pansement, il est aussi douloureux que celui du matin.

Cependant, Badois, la nuit suivante, souffre moins et dort quelque temps. Une hémorrhagie capillaire abondante se déclare pendant la nuit. Elle se renouvelle pendant le pansement du matin et dans le courant de la journée. Le pansement du soir est encore très douloureux. La nuit du 8 au 9 est mauvaise, avec hémorrhagie. Elle se reproduisit au pansement du matin, le 9. Cette opération ayant été excessivement douloureuse, je prends la détermination de me servir, le soir, de cérat opiacé.

Le soir, comme je l'avais résolu, je panse Badois avec du cérat opiacé, et, pendant cette opération, vaincu par la douleur, il se tord, pousse des cris et pleure. Ces grandes douleurs se prolongent bien avant dans la nuit, qu'il passe sans dormir, puis il a une hémorrhagie.

Le 10, au pansement du matin, d'un commun accord, nous revenons aux feuilles de chou, mais avant d'en appliquer je vais les cueillir au jardin de l'hospice et je les choisis jeunes et tendres. Grâce à cette précaution le pansement est peu douloureux.

Nous procédons ainsi désormais et nous voyons la plaie s'améliorer rapidement, les douleurs diminuer et cesser bientôt. La suppuration, qui était sanieuse, sanguinolente, devient limpide et rosée. L'hémorrhagie ne reparaît pas; le médius s'écarte à volonté de l'indicateur; le doigt et la main désenflent : les bords de la plaie se redressent et une ligne cicatricielle se dessine à l'entour, et Badois passe de bonnes nuits; le 16 septembre, comme il ne souffre plus, que sa plaie fait de rapides progrès vers la cicatrisation, il demande à sortir pour aller surveiller des travaux d'agriculture. — Badois est ensuite venu à l'hospice nous montrer sa plaie. Elle marchait bien, le pansement par les choux était continué.

Voilà une longue histoire contenant des détails plusieurs fois répétés et à dessein, car ils sont importants et démontrent la nécessité d'appliquer sur des plaies, sur des ulcères sensibles, irritables, douloureux, des feuilles jeunes, tendres, bien choisies et bien préparées. Si j'en avais eu connaissance, j'aurais évité à Badois quatre jours de souffrances cruelles.

Dans le traitement de la plaie Badois, la feuille de chou jeune, tendre, unie, a montré une propriété sédative des plus remarquables; elle a calmé subitement des douleurs véritablement atroces. La nature de la plaie en donne l'explication; la peau de l'index arrachée dans une grande étendue; son filet nerveux, cubital, à nu, blessé; les douleurs de ce filet nerveux se portaient sur le filet nerveux radical du médius dont elles provoquaient des contractions spasmodiques. De ces filets nerveux les douleurs s'étendaient au bras, dans la direction du nerf médian. Ajoutons encore que la plaie était grisâtre, mamelonnée, caractères fâcheux qui concouraient à en augmenter la sensibilité. J'essaye bien de les combattre par le cérat opiacé, mais ce moyen en redouble la violence. Les feuilles de chou prises au hasard ne réussissent guère mieux.

Mais, me suis-je demandé souvent, comment Badois a-t-il pu échapper au tétanos ? Le devait-il à la feuille de chou ? On n'oserait l'affirmer. Mais si l'on considère, d'une part, que cette affection a pour cause ordinaire la blessure, la déchirure des rameaux nerveux ; et d'autre part, avec quelle facilité le chou en calme les douleurs, on pourrait conclure que ce serait le moyen le plus sûr, le plus efficace pour prévenir et pour combattre ce redoutable accident. On emploierait concurremment les moyens connus.

Plaies compliquées, virulentes.

1er CAS. — M. Allard, 55 ans, d'une bonne santé habituelle, s'était, le 23 octobre 1872, blessé superficiellement le médius en taillant sa vigne. Il n'en tint pas compte. Une croûte mince qui était sur la plaie, fut, dans la matinée du 27 suivant, enlevée par la rencontre d'une pierre, ou de tout autre objet, pendant que M. Allard se livrait au même exercice. Cet accident causa de vives douleurs. Le blessé recouvrit aussitôt sa plaie de taffetas d'Angleterre. Les douleurs augmentant toujours, il s'adressa à un pharmacien qui remplaça le taffetas d'Angleterre par une petite compresse enduite d'onguent de la Mère. Le soir du 27, le doigt devint rouge et enfla, et bientôt la rougeur et l'enflure envahissaient la main. On la recouvrit d'un cataplasme de farine de lin. La nuit suivante est douloureuse et sans sommeil.

Le 28 octobre, je vois le malade ; c'est pour la première

8.

fois, et il est 8 heures du matin. La lésion a son siège à la pulpe du doigt médius; elle est sèche et brunâtre. Cette teinte est due, je pense, à l'onguent de la Mère. Le doigt, la main, l'avant-bras dans son quart inférieur, sont rouges et enflés. Le côté interne de l'avant-bras, dans ses trois quarts supérieurs, est pointillé de rouge et l'on y aperçoit des nodosités qui sont très douloureuses. Ces nodosités et ce pointillé rouge traversent le pli du bras et montent jusqu'à son tiers inférieur où ils se terminent brusquement par l'engorgement d'un ganglion lympathique. Les glandes axillaires sont engorgées; elles causent de vives douleurs, qui s'étendent à l'articulation scapulo-humérale et en gênent les mouvements.

Le malade a la peau chaude et sèche; le pouls fréquent; il est altéré et n'a pas d'appétit.

Traitement. — Après lotions, j'entoure le doigt de bandelettes de feuilles de chou, j'entoure la main, le poignet, tout l'avant-bras de demi-feuilles; je fixe le tout par un bandage roulé. — Tisane délayante.

Le soir du même jour, à 6 heures, je renouvelle mon pansement. A la main, au poignet et à l'avant-bras, les demi-feuilles sont couvertes de gouttelettes d'une sérosité limpide. Au doigt la sérosité est sanieuse, brunâtre, abondante et fétide. Il ne paraît pas avoir subi de changement; mais l'inflammation a diminué à la main et à l'avant-bras. Les nodosités et le pointillé rouge sont moins apparents. Les douleurs ont diminué dans tout le membre, dans les glandes axillaires et dans l'articulation scapulo-humérale.

La nuit suivante le malade souffre peu et cependant il dort mal; le matin les demi-feuilles à la main et à l'avant-bras continuent à se couvrir de gouttelettes de sérosité limpide; celle des bandelettes du doigt est rougeâtre, à peine fétide. Les téguments pâlissent à la main et à l'avant-bras; les glandes axillaires désenflent. Je renouvelle le pansement.

Ce traitement est continué, et le 2 novembre, le cinquième jour de son emploi, voici quel est l'état de l'affection :

L'engorgement des glandes sous-axillaires, les douleurs articulaires qui étaient sous sa dépendance, le pointillé rouge, les nodosités du bras et de l'avant-bras, la rougeur d'une portion de l'avant-bras, de la main, du doigt lui-même, tous ces symptômes ont déjà cédé. Il ne reste plus de cette affection qu'un peu d'engorgement à la main et au doigt médius et une plaie rosée à sa pulpe. — Dans ces conditions, M. et Mme Allard, pensant pouvoir désormais se passer de mes services, me remercient. — En vérité, la feuille de chou a été éminemment utile à M. Allard, elle a peu servi à mes intérêts.

La feuille, chez M. Allard, a montré une grande efficacité et son action a été instantanée, car après huit heures de son application, une rémission dans tous les symptômes était manifeste. On reconnaîtra la même instantanéité dans l'affection, beaucoup plus grave, dont je vais rapporter la guérison :

2e CAS. — Femme Chanat, 55 ans, tampérament nerveso-lymphatique, vivant pauvrement, avait, à 23 ans, pris au niveau de l'articulation coxo-fémorale gauche, une tumeur à marche lente et qui, s'étant abcédée, fut suivie d'une fistule de sept ans de durée. Néanmoins, pendant le cours de sa maladie et après sa guérison, elle a eu six enfants qu'elle a nourris, et qui sont tous vivants et bien portants.

Le 5 décembre 1872, la mère Chanat se piqua à l'extrémité du médius droit à l'angle d'une pièce en tôle, mal ajustée au fond du vase où elle préparait de l'eau de bassine.

Cette opération se pratique dans les filatures de cocons : elle consiste à broyer des chrysalides de vers à soie, quand elles ont été dépouillées de leur enveloppe à l'eau bouillante. Le 6 et le 7, elle continua le même travail, se servant de la main gauche; elle éprouvait déjà de vives souffrances. Elles redoublèrent, le 8; il s'y joignit des frissons violents et continuels, la perte du sommeil et de l'appétit, et l'impossibilité de garder le lit.

Le 13, la malade eut une défaillance; sa démarche ensuite devint chancelante et sa vue s'obscurcit. Aidée d'un guide et d'un soutien, elle se rendit à l'hospice de Romans et s'adressa à une religieuse, la ressource des indigents pour une foule de petits pansements auxquels elle procède avec autant d'intelligence que de bonté. Cette religieuse fit, sur les deux dernières phalanges du doigt malade à leur côté externe, couvertes de phlyctènes, plusieurs petites incisions d'où s'écoula une sérosité roussâtre, enveloppa le doigt d'un cataplasme et m'adressa la malade.

Il est 11 heures du matin quand la femme Chanat m'arrive, en compagnie de son guide. L'altération de ses traits, sa pâleur, sa voix lugubre, ses gémissements, ses frissons témoignent de ses grandes souffrances et de la gravité de son état. Elle craint une mort prochaine et sans cesse elle parle de la nécessité de s'y préparer.

Le cataplasme qui enveloppe le doigt est couvert d'une sérosité roussâtre et fétide, et le doigt en est souillé; je l'essuie. A la face palmaire, il est rougeâtre, à la face externe et sur les côtés, il est grisâtre; on y voit de petites incisions. La phalange métacarpienne est brunâtre; c'est elle qui cause les plus vives douleurs. Le doigt n'est pas sensiblement enflé; je l'attribue à un commencement de mortification de ses tissus. La main et le carpe sont rouges et enflés. La rougeur et l'enflure montent jusqu'à l'articulation brachio-cubitale en suivant la direction et les limites du radius. Ensuite l'inflammation, sous la forme d'un ruban de 3 centimètres de largeur, s'élève de l'articulation brachio-cubitale, sur la face antérieure du bras, jusqu'à ses deux cinquièmes, et se termine par l'engorgement d'un ganglion lymphatique. Les glandes sous-axillaires correspondantes sont engorgées et douloureuses.

Traitement. — Lotion du doigt à l'eau pure, application de bandelettes de feuilles de chou autour du doigt malade ; application de bandes à la main et à tout l'avant-bras.

Jamais je n'avais été en présence d'une affection ayant cette gravité, et pour tout traitement je lui oppose des feuilles de chou ! J'étais dans une grande anxiété, bien qu'en l'état, l'amputation du membre aurait été impraticable. « Revenez à 3 heures, dis-je à la malade ; revenez sans faute. »

A 3 heures la mère Chanat m'arrive avec son guide. Déjà sa parole est plus ferme, sa démarche moins chancelante ; elle y voit mieux, dit-elle ; ses frissons sont plus rares. — Je reconnais une amélioration dans son état.

Les bandelettes, le doigt sont déjà inondés d'une sérosité sanieuse et fétide. A la main et à l'avant-bras, les bandes sont couvertes de gouttelettes d'une sérosité limpide. L'enflure inflammatoire de la main et de l'avant-bras aurait-elle diminué ? C'est probable. En tout cas l'état général de la malade s'est amélioré. Me voilà rassuré sur l'issue du traitement. Je renouvelle mon premier pansement, et donne à la malade rendez-vous à 5 heures à l'hospice.

A l'heure dite, la mère Chanat arrive à l'hospice. Elle est seule, circonstance de favorable augure. Je panse la malade sous les yeux de son hospitalière. La suppuration au doigt, la sécrétion à la main et à l'avant-bras sont comme à 3 heures. Les symptômes inflammatoires de la main et de l'avant-bras ont véritablement diminué ; ses douleurs ont perdu de leur violence. L'issue de la maladie n'est plus douteuse et j'annonce à la malade qu'elle passera une bonne nuit.

Ma prévision se réalise : la nuit suivante, la malade no

8

fait qu'un somme. Ce fait s'explique par la grande diminution dans les souffrances de la malade et par un grand besoin de sommeil, dont elle n'a pas goûté depuis cinq jours. Ce matin 14, elle n'a plus de frissons; sa voix est forte et naturelle; elle est pleine d'espoir.

Même état des feuilles au doigt, à la main et à l'avant-bras. L'enflure est stationnaire, mais partout la rougeur diminue. Le ganglion du bras et les glandes axillaires sont moins durs et moins douloureux.

Le pansement est continué matin et soir, Dans la nuit du 14 au 15 et dans les suivantes, la malade dort bien jusqu'à minuit, puis les douleurs du doigt, dues apparemment aux ordures dont il est souillé, l'empêchent de dormir le reste de la nuit. La suppuration au doigt devient sanguinolente; ses deux dernières phalanges prennent un aspect pâteux, d'un blanc sale; la phalange métacarpienne, qui était brunâtre, prend un fond rouge pointillé de noir. La rougeur à la main et à l'avant-bras disparait, l'enflure y diminue ainsi que la sécrétion séreuse.

Le 18, la main, l'avant-bras, les glandes axillaires sont complètement désenflés. A partir de ce jour, je borne au doigt seul mes applications de feuilles. — Le jour suivant, le 19, la malade fait son lit et s'occupe de son ménage.

Le derme qui, sur les dernières phalanges, avait pris un aspect pâteux, d'un blanc sale, s'est détaché par lambeaux, et la cicatrisation du doigt a commencé aussitôt. La phalange métacarpienne a repris sa couleur normale. Enfin, le 22, le doigt est presque entièrement cicatrisé; mais près de l'ongle, dont la racine est détachée et ulcérée, la cicatrice n'est pas complète. La mère Chanat continuera de recouvrir son doigt de lambeaux de feuilles. Elle les fera tenir en place à l'aide d'un étui en peau qui servira encore à protéger le doigt contre les chocs extérieurs. — A dater de ce jour je cesse de la panser.

La guérison de la mère Chanat se rapporte à une affec-tion dont les symptômes annonçaient de la malignité, et à un empoisonnement par une plaie virulente. Douleurs atro-ces, frissons se succédant sans interruption, défaillance, obscurité dans la vue, démarche vacillante, gangrène com-mençant au doigt, inflammation érysipélateuse de la main et de l'avant-bras, inflammation des lymphatiques du bras, des glandes de l'aisselle, la crainte d'une mort prochaine. Et cette affection si grave, si alarmante, s'améliore en quelques heures et guérit en quelques jours sous des feuilles de chou ! Quelle efficacité ! Quelle promptitude d'action dans un végétal si simple et si vulgaire ! Quelle fut ma joie quand je fus certain du succès ! Elle remplaça une grande anxiété, dans de grandes proportions.

Si, quand je traiterai des propriétés et de l'action de la feuille de chou, je puis analyser les phénomènes dont l'af-fection Chanat m'a rendu témoin, on verra comment la gangrène naît, se développe, étouffe la vie dans les tissus, et comment ceux-ci, sous la feuille de chou, réagissent quand leur mort n'est pas consommée, et comment se réta-blissent les lois de la vie.

Plaie par morsures d'un chien suspect.

3e CAS. — La guérison des plaies virulentes que je viens de rapporter me portait à croire que la feuille pourrait pré-venir la rage et peut-être la guérir. L'occasion de vérifier cette prévision ne s'est point encore présentée. Les faits que je vais raconter pourraient-ils aider à résoudre la ques-tion ?

Le 19 juillet 1874, sur la commune d'Arthemonay, à 12 kilomètres de Romans, un chien inconnu suivait un chemin de traverse. Trois enfants seuls, c'était un diman-che, Emilie Lorette, 10 ans, Auguste Lubigo, 12 ans, et

Louis Dumas, 6 ans, jouaient dans un jardin qui est séparé de la maison d'habitation par le chemin que le chien suivait. Comme il entrait dans la basse-cour, Lubigo, pour l'en détourner, lui lança une pierre. Le chien se retourne, arrive et se jette sur Lubigo, qui le reçoit et lutte quelques instants avec lui. Pendant la lutte, Auguste reçoit aux mains quelques coups de dents qui causèrent de très légères excoriations, et un coup de dents à la cuisse gauche, qui pénétra dans le tissu sous-cutané. Laissant Auguste, le chien se jeta sur Emilie, qui, lui présentant le dos, fut mordue derrière l'épaule droite ; il mordit ensuite le jeune Dumas à la lèvre inférieure qu'il divisa en deux parties égales, puis il partit. Aux cris des enfants on accourut de toutes parts ; on se mit à la poursuite du chien avec toutes espèces d'armes et on le tua. Le chien n'a pas été visité.

Le même jour, à neuf heures du soir, les trois enfants arrivèrent à l'hospice de Romans. Je suis appelé aussitôt. La jeune fille, qui a été mordue à travers ses vêtements, n'a qu'une petite excoriation ; je la cautérise ; j'y applique un lambeau de feuille et je la laisse partir avec ses nourriciers. Ils auront la précaution de la panser avec des feuilles de chou jusqu'à la guérison.

Je cautérise ensuite les excoriations d'Auguste et sa plaie à la cuisse, sur laquelle seule j'applique des feuilles. Quant à Louis, il faudrait lui faire violence pour le cautériser. Je pratique un point de suture à sa lèvre et j'y applique le bandage du bec-de-lièvre. Ces deux enfants restent à l'hospice, et voici ce qui arrive à chacun d'eux :

A Auguste d'abord. Matin et soir sa plaie à la cuisse est lavée à l'eau pure puis recouverte de bandelettes de feuilles. Le 27, les bourgeons charnus atteignent le niveau de la peau, je crois à une cicatrisation prochaine. Le 28, Auguste a une forte fièvre, des douleurs de tête, mal à la gorge. Sa plaie prend une teinte blanchâtre, ses bords s'engorgent et les bourgeons charnus s'altèrent. — Prendrait-il la rage me demandai-je?

Le traitement de la plaie : lotions et application de la feuille est continué ; j'en applique sur la tête et autour du cou et je prescris le gargarisme suivant : décoction de feuilles de ronce, miel rosat et vinaigre.

Le 29 juillet, Auguste ne souffre plus de sa tête, et le 2 août, son mal de gorge est passé ; mais sa plaie est blanchâtre, douloureuse ; elle s'est ulcérée dans tous les sens. Le 3 août, Auguste demande à retourner chez ses nourriciers ; je lui accorde sa demande, parce que le jeune Louis est bien malade, et que d'ailleurs Auguste va bien.

La lèvre de Louis, après l'application de la suture, enfle peu et la cicatrisation s'en opère rapidement. Le 25, elle paraît complète, et le 26, j'enlève l'épingle à suture. L'enfant fait avec sa bouche toute espèce de mouvements, et la cicatrice reste intacte. Le 27, à ma visite du soir, je trouve le jeune Louis fondant en larmes. Il a beaucoup de fièvre, il se plaint de sa tête, sa lèvre a enflé et des ganglions sous le menton, déjà engorgés, ont doublé de volume.

J'applique des feuilles sur la tête de l'enfant, j'en enveloppe le bas de la figure et j'encourage le pauvre Louis. Le jour suivant, la fièvre continue ; la lèvre et le menton enflent et s'enflamment. La cicatrice est très enflammée, une ligne plus rouge marque la réunion des lèvres de la plaie ; bientôt elles s'ulcèrent profondément ; elles deviennent couenneuses. Le menton se couvre de pustules qui en vingt-quatre heures acquièrent le volume d'un grain de café moka, et s'emplissent d'une matière blanchâtre. Elles se multiplient et s'étendent sur les joues qui enflent énormément. Ces pustules se vident et sont remplacées par une fausse membrane.

Le traitement par les choux est continué jusqu'au 6 août. L'enfant arrachant les feuilles, les rejetant, on les remplace par des cataplasmes. L'ulcère de la lèvre ne cesse pas de s'agrandir et les autres symptômes continuent. Il s'y joint des vomissements. L'enfant se refroidit dès le 15 août, et le 16 il succombe, quatre semaines après avoir été mordu et après vingt jours de cruelles souffrances.

Les faits que je viens de rapporter soulèvent bien des questions. Et d'abord le chien était-il enragé? On ne saurait l'affirmer absolument. Mais ses allures étaient bien extraordinaires. Il n'était pas sur son terrain, on lui lance une pierre et loin de fuir il attaque. Il mord successivement trois enfants dont le plus jeune a 6 ans. Ces allures sont bien celles d'un chien fou, nom qu'on donne en Dauphiné à celui qui est atteint de la rage.

Auguste et Louis ont-ils présenté les symptômes caractéristiques de la rage? Nullement. Le chou en aurait-il empêché la manifestation? Quiconque connaît la rage et ignore la puissance du chou n'hésitera pas à répondre par la négative. Mais je connais le chou et j'ai observé chez ces enfants, chez Louis surtout, des symptômes aussi extraordinaires que les allures du chien; j'inclinerais vers l'affirmative. Dirai-je que ce sentiment était partagé par le personnel de l'hospice?

Peu de temps après avoir été mordus, ces enfants prennent de la fièvre, de la céphalalgie, et leurs plaies se comportent comme dans le cours de l'hydrophobie confirmée. Leurs plaies déjà, comme les morsures par un chien enragé, avaient paru bénignes et étaient arrivées promptement à guérison. C'est à ces symptômes que se serait bornée, chez Auguste, l'action du virus rabique. J'en attribuerais la raison à cette circonstance : sa plaie, pansée dès le premier jour par la feuille de chou, aurait servi d'émonctoire au venin, et aurait, pendant la crise, sorti ce qu'il en restait dans l'économie.

La plaie du jeune Louis avait nécessité l'application d'un

bandage qui ne permettait pas d'employer la feuille de chou les premiers jours. Dès que la céphalalgie se fut déclarée, j'appliquai des feuilles sur la tête, autour du cou, et bientôt survinrent au menton, puis aux joues, l'inflammation de la peau et une éruption de pustules dont l'étendue, le nombre, la violence, provoquèrent les sympathies de l'estomac, puis la mort. Ces désordres et leurs résultats sont bien insolites; ils sont peut-être sans exemple.

Évidemment si une faible partie de cette inflammation pustuleuse s'était portée sur l'arrière-gorge, la mort de Louis aurait été prompte; mais serait-il mort hydrophobe? Le chou aurait-il, en dérivant les éléments morbides du siège de l'hydrophobie et en les fixant sur la peau des joues et du menton, préservé Louis de cette cruelle maladie? Et si cet enfant avait voulu supporter les feuilles de chou, aurait-il survécu! Peut-être. Je réponds : peut-être, à toutes ces questions, parce que je connais l'incomparable efficacité du chou, soit dans les affections pustuleuses, soit dans les affections virulentes. On en verra de nouvelles preuves. Toutefois les questions que je viens de poser ne peuvent recevoir de solutions définitives que par de nouvelles observations, et en attendant on peut, non-seulement sans nuire, mais encore avec l'espérance d'être utile, panser avec le chou la morsure des chiens hydrophobes, et entourer avec ce végétal le cou, la figure, en couvrir les épaules de ceux chez qui la rage serait déjà confirmée.

Des Pustules.

La pustule est une forme morbide qui cède à la feuille de chou avec une merveilleuse facilité. Quelles belles preuves j'en puis donner! On se rappelle le cas de Poisvarat. Avec quelle rapidité il a guéri par la feuille de chou d'une affection pustuleuse et ulcéreuse qu'il avait apportée de

Lyon à l'hospice de Romans ! En voici d'autres exemples :

1er cas. — Moussey, de Loire, département du Rhône, ouvrier tailleur, entre à l'hospice de Romans le 2 mai 1862. Il commence par me rappeler quelques antécédents de sa maladie.

En 1858, il contracta une affection virulente dont il fut traité par des tisanes rafraîchissantas, sudorifiques et par des remèdes spéciaux. Il s'en croyait guéri quand, en décembre 1861, il lui survint des pustules à la jambe gauche. Ces pustules se développaient et arrivaient à suppuration en quarante-huit heures ; puis elles se convertissaient en croûtes épaisses qui, se détachant, laissaient voir des ulcères ou des cicatrices. Ces cicatrices sont difformes et couleur de lie de vin. Quand des pustules guérissaient, d'autres les remplaçaient et toujours en nombre plus considérable. Quelques jours avant l'entrée de Moussey à l'hospice, son éruption pustuleuse a redoublé; le membre qui en est le siège a considérablement enflé et cause de vives douleurs.

Moussey, dès qu'il est entré à l'hospice, est couché et sa jambe est recouverte d'un cataplasme, que je fais enlever, le 3 mai à ma visite du matin. La jambe, dans son tiers supérieur est enflée; elle est d'une rougeur érysipélateuse. On y voit des pustules et de petits ulcères disséminés. Les pustules du volume d'un pois à celui d'une aveline, sont pleines d'un pus blanchâtre. Les ulcères, de 1 à 2 centimètres de diamètres, intéressent l'épaisseur du derme ; leurs bords sont frangés et taillés à pic, leur fond d'un rouge brun; la suppuration en est fétide. Moussey a encore de l'appétit, mais ses douleurs lui ôtent le sommeil.

Traitement. — Je lave à l'eau pure les surfaces malades ; j'y applique des demi-feuilles de chou se recouvrant par moitié, puis compresses et bandes. Enfin, une tisane délayante, des aliments au gré du malade et le repos au lit

Le soir, le pansement est répété. Il est ensuite continué et renouvelé matin et soir.

Les premiers jours de ce traitement, la bande, les compresses, les feuilles sont pleines d'une sérosité sanguinolente et fétide. Le 5 déjà, après deux jours de traitement, la sérosité sécrétée est toujours abondante, mais elle n'est plus sanguinolente ni fétide. Moussey souffre moins et commence à dormir. Le 6, la jambe désenfle et pâlit. Des bourgeons charnus s'élèvent du fond des ulcères dont le bords s'affaissent. Les pustules, qui étaient entières au commencement du traitement, se sont déchirées depuis et ne se sont point ulcérées. Il en est survenu de nouvelles ; elles se développent peu. — Le 10, Moussey fait sa partie de boules sans en être incommodé. Le 15, les ulcérations sont toutes cicatrisées. Moussey croit pouvoir travailler et demande à sortir de l'hospice. Ce jour-là, il est retenu et purgé ; le 16, il sort parfaitement guéri.

Pour bien apprécier cette guérison, il faut se rappeler les principales circonstances de la maladie. Je passe sur un antécédent suspect, pour arriver à des symptômes patents. Une succession de pustules et d'ulcères pendant cinq mois, les cicatrices des ulcères guéris difformes et couleur de lie de vin, les ulcères ayant leurs bords frangés et taillés à pic, des téguments profondément enflammés, la jambe enflée, la crainte où était Moussey de ne pouvoir guérir que par l'amputation du membre ; et ces symptômes cèdent et Moussey guérit en douze jours avec des feuilles de chou !

La guérison qui va suivre ne le cède en rien à celle qui précède. Bien plus, comme elle avait, sans aucune amélioration, subi de longs traitements avant celui par les feuilles de chou, la supériorité du crucifère sur les moyens connus s'y montre clairement.

2e cas. — Gonzague, 21 ans, tempérament lymphatique, cheveux blond-tendre, yeux d'un bleu pâle, peau blanche

9

et fine, est un orphelin de l'hospice de Romans. Après quelques années d'absence, il y est rentré, le 14 décembre 1871, pour une affection pustuleuse dont voici l'histoire.

Il était ouvrier coiffeur à Paris. En mai 1870, il prit, sur différentes régions du corps, des pustules pour lesquelles il entra à l'hôpital Saint-Louis. Il y fut traité par les bains de différente nature, bains sulfureux, bains alcalins. A la fin d'août suivant, des soldats malades ou blessés affluant dans cet hôpital, Gonzague, après deux mois de séjour, dut en sortir, bien qu'il ne fût pas guéri. Cependant il continua l'usage des bains alcalins comme à Saint-Louis. Il était toujours dans son premier état quand il entra à l'hôpital Cochin, au commencement de janvier 1871. Il ne se rappelle pas le traitement qu'il y suivit pendant quatre mois. Il sortit donc en mai de l'hôpital Cochin, aussi malade ou plus malade qu'au jour de son entrée, revint à Romans, et continua l'usage des bains alcalins d'après la formule de l'hôpital Saint-Louis, jusqu'au 13 décembre, jour de son entrée à l'hospice de Romans.

Le 16, il est soumis à mon observation, Le nombre et la gravité de ses lésions feront apprécier l'importance de la guérison et la valeur de l'agent à l'aide duquel elle a été obtenue :

1o Au-dessus du sourcil droit, une croûte de trois centimètres de diamètre, faisant saillie de deux centimètres, ombrageant l'œil et adhérant à un ulcère.

2o Au-dessus du sourcil gauche, un ulcère de trois centimètres de diamètre ;

3o Au haut du front, plusieurs croûtes brunes, peu épaisses, de quatre à cinq centimètres de diamètre ;

4o Un ulcère s'étendant sur la moitié de la lèvre supérieure, du côté gauche ;

5o Sous le jarret et au-dessus de la malléole interne de la jambe droite, des groupes d'ulcérations, l'un de quatre centimètres de diamètre, l'autre de huit, siégeant sur des téguments enflammés ;

6° A la partie interne et inférieure de la cuisse gauche, des vésicules, des pustules, des ulcérations, sur des téguments enflammés, dans une étendue de 15 centimètres de long sur 8 de large ; et, au-dessous de la malléole interne du même membre, des ulcérations formant un groupe de 4 centimètres de diamètre

Enfin, sur les deux mollets siège primitif de la maladie, des ulcérations nombreuses, à surface chagrinée, d'un rouge violacé ; les téguments, à l'entour, rougeâtres et inégaux. Toutes ces lésions, les dernières surtout, sont très douloureuses.

Cette affection, en dépit des traitements auxquels on l'a soumise, a, dès son début, toujours progressé, et je vais l'attaquer avec des feuilles de chou ! Après des lotions à l'eau pure, je les applique sur les membres inférieurs seulement. Je pratique ce pansement matin et soir depuis le 16 décembre 1871 jusqu'au 11 janvier suivant : Gonzague alors est guéri.

Voici ce qui s'est passé pendant ce traitement : La suppuration, les premiers jours, a été abondante, sanieuse et fétide ; elle s'est ensuite ralentie et a perdu sa fétidité, enfin elle a cessé. Pendant les vingt-sept jours qu'a duré le traitement, les pustules et les ulcères des membres inférieurs que je recouvrais de feuilles ont guéri, et les ulcères au front, au-dessus des sourcils, à la lèvre supérieure, qui étaient privés de feuilles, ont également guéri. Cette faculté d'agir sur des points éloignés, avec tant de puissance, est propre à la feuille de chou. Nous en avons déjà vu un exemple chez le R. P. Siméon ; nous en verrons d'autres encore. Cette propriété de la feuille de chou, d'agir à distance, aidera à en faire connaître l'action physiologique et curative : elle servira à poser des lois de thérapeutique générale.

La maladie de Gonzague datait de près de deux ans.; elle avait résisté à un traitement de deux mois à l'hôpital Saint-Louis, de quatre mois à l'hôpital Cochin, et la voilà qui cède, en moins d'un mois, à des applications de feuilles de chou ! Impossible de ne pas reconnaître à ce crucifère des propriétés spécifiques des affections pustuleuses et ulcéreuses.

Pustule maligne. — Charbon.

Ces deux affections, je crois, ne diffèrent guère entre elles que par leurs causes, celle du charbon étant interne et provenant de la manducation de la chair d'un animal mort du charbon, tandis que celle de la pustule maligne est externe et consiste dans l'inoculation par une mouche, par l'ongle ou par un instrument piquant ou tranchant, de principes provenant d'un animal mort du charbon, ou de chairs en putréfaction. Le traitement à leur opposer, presque tout externe, est commun à l'un et à l'autre, et la feuille de chou peut y jouer un rôle très important. Voici une guérison d'un cas de charbon ou de pustule maligne, entièrement due à ce crucifère.

Le 15 janvier 1872, le soir, Mme Agrenier, de Romans, s'était aperçue d'un petit bouton à la joue gauche. Il lui causait de la chaleur et de la démangeaison. Le 16, le bouton s'élargit, la joue enfle, la malade prend des frissons, du malaise, une pesanteur de tête et beaucoup d'inquiétude. La nuit du 16 au 17 est très agitée ; la nuit suivante l'est davantage ; le bouton s'élargit encore et l'enflure à la face fait des progrès.

Le 18, troisième jour de la maladie, je suis appelé. La malade porte au niveau de la première molaire de la mâchoire inférieure, à gauche, une agglomération de petites phlyctènes si pressées qu'elles paraissent n'en constituer qu'une seule ; mais elles sont reconnaissables à leurs sommets acuminés et pleins d'une sérosité roussâtre. Elles causent bien plus de chaleur et de démangeaison que de douleur. Elles reposent sur une base dure, dépassant la lésion de deux à trois centimètres à l'entour. Cette agglomération de phlyctènes, qui a les dimensions d'une pièce de un franc, est au niveau des téguments ; ils ont pâli. L'enflure de la joue monte jusque près de l'œil gauche ; elle s'étend jusqu'à l'oreille du même côté ; elle a envahi la moitié des lèvres, enfin, elle descend jusqu'à la clavicule. On aperçoit sous le menton une glande de la grosseur d'une amande.

Nous sommes en plein hiver et cependant me voilà en présence d'une affection septique, charbon ou pustule maligne. Je déclare à la malade que pour avoir raison de son mal il fallait le cautériser. Elle refuse net. Aucune considération ne pouvant la faire changer de détermination, je lui propose des applications de feuilles de chou qu'elle accepte.

J'applique donc des petites bandelettes de chou sur les phlyctènes et des bandes de feuilles sur toutes les parties qui sont enflées. Je les maintiens en place à l'aide de fichus. — Plusieurs fois dans la journée je visite ma malade et j'en renouvelle le pansement. Les bandelettes sont pleines d'une sérosité roussâtre, et les bandes sont couvertes de sérosité. Je pratique des lotions puis je répète ma première application de portions de feuilles. Cependant je dépose sur la cheminée de la malade un caustique dont je suis bien résolu de me servir bon gré, mal gré la malade, si son affection fait des progrès.

La nuit du 18 au 19, la malade ne dort pas, elle pleure et frissonne. Le matin, je la trouve fondant en larmes. Mes préparations de chou sont dans le même état que la veille. L'enflure s'est étendue à la paupière inférieure, ce qui a peu d'importance, parce qu'elle n'a fait aucun progrès sur les autres points. Les phlyctènes ont leurs sommets affaissés; elles prennent une teinte brunâtre et autour de leur agglomération s'élève un bourrelet qui est très blanchâtre à sa partie supérieure et d'un rouge très vif à sa partie inférieure. Mes appréhensions sont toujours très grandes. Dans la journée je visite fréquemment la malade; elle continue à refuser la cautérisation.

La nuit du 19 au 20 est encore agitée. Le bourrelet a bruni. Il se confond avec la lésion et leur réunion a les dimensions d'une pièce de deux francs. Mais les frissons, les douleurs de tête diminuent; le cou et les lèvres désenflent. Même pansement.

Le mieux continue et la nuit du 20 au 21, la malade dort pour la première fois. Le matin elle est pleinement rassurée; ses forces lui reviennent; elle se lève dans la journée. Et depuis ses nuits sont bonnes, l'appétit lui revient. La joue désenfle, et, par suite de son dégorgement, un eschare fait saillie de 1 centimètre. La malade qui s'oppose à ce que j'en fasse l'excision, la pratique elle-même. L'ulcère qui suit la chute des tissus mortifiés, est pansé par la feuille de chou, sous l'action de laquelle il se cicatrise, et sa cicatrice est si parfaite qu'elle serait invisible pour celui qui ne serait pas prévenu.

Voilà donc une maladie septique guérie, et guérie promptement par la feuille de chou! Il m'a fallu, pour attaquer par cet agent, la maladie de Mᵐᵉ Agrenier, son refus obstiné de la cautérisation: il a fallu que cet agent m'ait donné des preuves d'une efficacité héroïque; plusieurs fois je l'avais vu arrêter la gangrène dans l'érysipèle phlegmoneux, cependant j'étais dans une grande perplexité. Je n'aurais pas dû la garder si longtemps et reconnaître bientôt l'action victorieuse du chou. Il m'aurait suffi de constater que l'enflure, depuis la première application des feuilles, n'avait pas fait de progrès, car son extension à la paupière où elle

confinait auparavant, était sans importance, le simple voi-
sinage suffisant pour en donner l'explication. Mais après
quarante-huit heures de traitement, les chances d'un heureux succès étaient bien probables, et dès le troisième jour
elles étaient certaines.

La guérison de Mme Agrenier contient un enseignement
dont tous peuvent tirer profit, mais particulièrement ceux
qui sont éloignés des secours de l'art. Dès qu'ils s'aperce-
vront de quelque bouton, de quelque vésicule suspecte,
ayant une couleur violacée et reposant sur une base ferme,
dure, qu'ils y appliquent des feuilles de chou et qu'ils les
renouvellent toutes les six heures. Mais si les progrès de
l'affection en nécessitaient la cautérisation, il faudrait,
après l'avoir pratiquée, panser avec le crucifère, dans l'espérance fondée que les principes virulents qui auraient
échappé à la cautérisation n'échapperaient pas à la feuille.
On sera encouragé dans cette pratique par la connaissance
de guérisons de la gangrène et des blessures virulentes obtenues par la feuille de chou.

La guérison de Mme Agrenier, celle de la mère Chanat,
me portent à croire que la feuille serait un remède bien
efficace des plaies, des piqûres que l'on se fait dans les am-
phithéâtres pendant la dissection des chairs en putréfaction.

Depuis la guérison de Mme Agrenier j'ai eu à traiter deux
cas de pustule maligne. Le premier chez un jeune blancher;
son père préféra la cautérisation à la feuille de chou. Dans
le second, chez un jeune ouvrier tanneur, on me permit
d'employer le crucifère. Dans le même moment succombait
à cette maladie, dans la force de l'âge, un ouvrier tanneur
que l'on avait traité par la cautérisation ; la maladie paraissait avoir alors un grand degré de malignité.

Au second jour du traitement par les feuilles, les phlyctènes, chez mon jeune malade, étaient modifiées, et cepen-

dant je craignais. J'emmenai mon jeune homme à l'hospice et j'appliquai une pastille à cautère au centre de la pustule, puis je continuai d'appliquer des feuilles de chou. Enfin, bien que l'action de la pastille ne se soit pas étendue jusqu'à la circonférence de la pustule, celle-ci a guéri. Ainsi, quand les phlyctènes me paraissaient modifiées, déjà elles avaient perdu leur virulence et la guérison de la pustule était assurée. Je me suis repenti de mon recours à la pastille à cautère; par là, j'ai infirmé la valeur de cette guérison, au point de vue de la feuille de chou.

Affection pustuleuse du cuir chevelu transmise du bœuf à l'homme.

Joseph Didier, c'est le nom du malade dont il est ici question, 19 ans, entre à l'hospice de Romans, le 10 mai 1876. Sa maladie date de cinq semaines. Elle a commencé par une seule pustule autour de laquelle de nouvelles pustules sont venues se grouper, envahissant successivement les tissus sains. Joseph Didier a été traité chez ses parents par des onctions au beurre frais; il a été traité à l'hospice le 10, le 11 et le 12 par des cataplasmes émollients. Le 13, bien qu'il ne soit pas dans mon service, on me propose de le traiter par les feuilles de chou. — Voici son état :

Son affection a son siège sur la bosse occipitale et au-dessus. De forme arrondie, dégarnie de cheveux à son centre, dans un diamètre de cinq à six centimètres, elle repose sur un tégument rouge, enflé, tomenteux, sécrétant une abondante sanie. Autour de cette portion dénudée, le cuir chevelu, dans un rayon de 2 à 3 centimètres, est rouge, enflé et forme bourrelet à son pourtour; on y voit de nombreuses pustules jaunâtres. Les cheveux gommés, réunis par mèches, y tombent au simple frottement. En dehors du bourrelet le tégument est rouge dans un rayon de 2 à

3 centimètres. Cette inflammation s'étend sur le cou au-delà de la limite des cheveux.

Sur le nez et dans l'épaisseur du sourcil gauche, la peau est rouge et couverte de croûtes et de squammes sur une surface de 5 centimètres de diamètre. Toutes ces affections sont nées simultanément. Didier souffre de ses pustules; il a de la fièvre et peu d'appétit. Son cou est enflé, raide, les mouvements en sont douloureux; le mouvement en arrière est impossible.

L'étrangeté de l'affection pustuleuse de Didier me porte à croire qu'il l'a contractée d'un animal. Questionné à ce point de vue, il répond qu'il a soigné des bœufs portant des boutons aux jambes et dont les poils tombaient. Plus de doute, voilà l'origine de la maladie et son caractère contagieux est certain.

Traitement. — Les cheveux sont coupés sur le bourrelet et au-delà de la portion malade du cuir chevelu, puis matin et soir, après des lotions à l'eau pure, j'applique des bandes de feuilles sur les régions du cou et de l'occiput, je les recouvre de compresses et le tout est maintenu en place par quelques tours de bandes.

La suppuration, dès le premier pansement, augmente à étonner. Les cheveux sur le bourrelet, tombent sous les feuilles et, pendant les lotions, la surface dénudée s'agrandit. Elle a, le 15, de 10 à 12 centimètres de diamètre. Elle est convertie en un seul et vaste phlegmon dont le pus a décollé et soulevé le cuir chevelu dans toute son étendue. A la pression un pus abondant s'en écoule par de petites ouvertures disséminées. J'ai dû ensuite en pratiquer d'autres pour obtenir un dégorgement plus complet. — Le cuir chevelu malade n'est plus tomenteux.

La suppuration est très abondante jusqu'au 25 mai; elle se ralentit ensuite. La surface malade passe du rouge vif au brun; elle n'est plus douloureuse. Au cou, les pustules

9.

se sont desséchées, la peau a blanchi : le malade le meut dans tous les sens et n'en souffre pas. Les croûtes et les squammes tombent au nez et sur la bosse frontale; elles sont peu remplacées ; la peau pâlit.

On continue toujours le même pansement et, jusqu'au 15 juin suivant, il y a un peu de suppuration et presque chaque jour il se développe un petit abcès. Enfin la suppuration s'arrête, et si je continue d'appliquer le végétal, c'est dans l'espérance d'aider à la poussée des cheveux. Elle se dessine bien vers la fin de juin. Depuis plusieurs semaines l'affection dartreuse de la figure est guérie. Didier attend pour sortir de l'hospice, d'avoir son occiput garni de cheveux.

Encore une guérison merveilleuse obtenue par la feuille de chou. La maladie de Joseph Didier était grave, de nature contagieuse, à marche rapide et envahissante, et la feuille de chou l'arrête presque subitement et la guérit vite. A défaut du crucifère, à quel médicament me serais-je adressé ?

L'observation qu'on vient de lire contient des particularités dignes d'intérêt. Et d'abord c'est l'apparition simultanée de pustules à l'occiput et de dartres à la figure. Ces affections reconnaissent-elles la même cause ? Alors pourquoi cette différence de forme et d'allure ? Puis voici des dartres abandonnées à elles-mêmes qui guérissent avec des pustules, celles-ci étant seules traitées par les choux.

Rougeole.

Dans le courant du printemps 1873, la rougeole fit son apparition dans un pensionnat de demoiselles à Romans. Dieu sait dans quel émoi sont les maîtres et les maîtresses d'établissements d'éducation quand une maladie contagieuse fait irruption parmi les enfants qui leur sont confiés. Ce sentiment n'atteignit pas les maîtresses du pensionnat en question ; elles partagèrent ma sécurité. Voici, du reste, comment nous avons procédé :

Les élèves atteintes de rougeole furent placées dans un dortoir séparé, soit pour ne point inquiéter leurs compagnes, soit pour empêcher la maladie de se propager. Ensuite toutes les malades ont été traitées par des applications de feuilles sur les extrémités. Ces applications étaient renouvelées matin et soir. On faisait tiédir les feuilles avant de les employer. On donnait ensuite des infusions de violette, de tilleul. Chez toutes les malades la rougeole a été bénigne, la convalescence prompte et sans reliquat. Une seule eut une ophthalmie ; elle céda promptement à des applications de feuilles de chou. S'il était survenu de l'oppression, de la céphalalgie, on aurait appliqué des feuilles sur le front et sur la poitrine.

L'année 1874 a vu un jeune prince succomber à la rougeole, parce que, si j'ai bonne mémoire, la nature médicatrice avait été, dans ce cas, impuissante à pousser vers les téguments l'humeur morbilleuse. Or, aidée par la feuille de chou, l'expérience m'autorise à l'affirmer, elle aurait facilement accompli cette opération, et le jeune prince aurait guéri.

Rhumatisme.

M. le professeur Récamier, ai-je dit dans mon préambule, a conseillé le chou en cataplasmes dans le rhumatisme. Ce témoignage a toute autorité et suffit. Cependant, le rapport de quelques guérisons d'affections rhumatismales par la feuille de chou ne sera pas sans utilité.

On n'a pas oublié la guérison qu'Arnaudet a si promptement obtenue par les feuilles, d'un rhumatisme qui avait lassé plusieurs médecins? Voici un autre cas de guérison de la même maladie, raconté par le malade lui-même.

C'est un prêtre, ayant de l'esprit et des talents, ayant de la sympathie pour la médecine et pour les médecins. Il prétendait un jour que j'abusais du chou, que je le déconsidérais en l'appliquant au traitement de maladies de natures différentes. Il était convaincu et ne voulait pas entendre mes raisons. Cependant il souffrait d'un genou et me demandait conseil. Je lui donnai celui d'appliquer des feuilles et j'y persistai, tout en lui plaisant médiocrement. Je pensais qu'il n'en tiendrait pas compte. Voici ce qu'il m'écrivit quelque temps après :

« Mon cher Docteur,

» Vivent les choux ! J'ai suivi votre conseil et tenté la guérison de mon rhumatisme articulaire par l'application de ce merveilleux légume. Bien m'en a pris. Aujourd'hui je me lève du bureau, de la table, sans être contraint par la douleur de pousser ce désagréable et involontaire : Aïe ! que m'arrachait, depuis près de six mois, mon genou droit, héritier bien légitime d'une douleur dont le siège au côté gauche de la poitrine m'avait causé plus d'une inquiétude. Chose singulière ! à la première application la douleur s'est diffusée, et, tandis que l'inflexion poplitique se faisait plus aisément, le tibia, envahi par la douleur, m'adressait d'énergiques réclamations. Il fallait s'occuper de lui en toute justice. Le soir, au lieu de dorloter le genou seul, j'enveloppai toute la jambe de ces merveilleuses feuilles. Le soulagement fut presque immédiat ; je continuai durant quelques jours et me voilà parfaitement ingambe à l'heure où je vous écris. La douleur reparaîtra-t-elle? Je ne sais. En tout cas, le remède étant sous la main, je n'y mettrai pas de demeure, etc. »

J'ai revu cet ecclésiastique; sa douleur n'avait pas reparu.

Une guérison, où mon intervention a été indirecte,

d'une affection rhumatismale grave s'est opérée à Saint-Étienne (Loire), par l'application de la feuille de chou. On m'a prié de ne pas nommer celui qui en est l'objet. J'en dirai les principales circonstances.

Le malade dépassait la soixantaine. Sa maladie, déjà ancienne s'était portée sur les extrémités inférieures dont elle avait rendu l'usage très borné et très douloureux. Elle avait été combattue par de longs traitements régulièrement suivis. Quand on proposa au malade l'emploi de la feuille de chou, il avait encore une provision de remèdes qu'il employa consciencieusement; puis, n'en ayant retiré aucun profit, il s'adressa à la feuille de chou. Méthodique et industrieux, il commença par se confectionner un appareil d'une application facile et très propre à maintenir le crucifère en place. Chose étrange! pendant un mois l'action de la feuille parut douteuse; sous elle pas de sécrétion. Mais, ce mois écoulé, il se produisit sous les feuilles une abondante sécrétion, dont le résultat a été d'enlever la douleur aux jambes et de leur rendre leurs fonctions.

Cette guérison nous apprend qu'il faut espérer et persévérer dans l'emploi du crucifère. Il est très rare, du reste, qu'il mette à une semblable épreuve.

Les douleurs rhumatoïdes, quel qu'en soit le siège, les membres, le dos, la poitrine, les flancs, etc., cèdent avec une merveilleuse facilité aux applications de feuilles de chou.

Autre cas. — Didier, 60 ans, infirme, souffre dans le genou gauche depuis plusieurs jours. Il réclame de l'alcool camphré dont il se frictionne pendant quarante-huit heures; mais les douleurs qui augmentent encore, lui ayant ôté le sommeil, il consent, le 6 juillet 1876, sur le soir, à ce que je lui enveloppe le genou de feuilles. La nuit suivante il souffre moins et dort. Le 7 au matin, je répète l'opération. Didier passe cette journée sans souffrir. Le soir il me remercie; il se croit guéri. — Il l'était en effet.

La guérison suivante d'une affection rhumatismale, toute récente, a eu, dans la ville de Besançon, un bien grand retentissement.

M. André, rue Saint-Paul, industriel remarquable, a 35 ans. Il en avait 16 quand, après avoir couché trois mois dans un appartement fraîchement construit, il fut atteint d'un rhumatisme musculaire et articulaire aigu. Il en guérit imparfaitement, et, depuis cette époque, il a souffert tantôt sur un point du corps tantôt sur un autre, et, chaque année, une ou plusieurs fois, l'affection passait de l'état chronique à l'état aigu. D'abord cet accident arrivait invariablement aux premières neiges. Différents traitements, des saisons thermales n'avaient ni arrêté, ni modifié la maladie.

En 1881, elle a fait son apparition dès le mois d'août. Le 30, je fais ma première visite à M. André. Voici quel est son état :

Les membres inférieurs sont douloureux dans toute leur étendue; ils sont glacés. La faiblesse du malade est extrême, car, étant couché, il a la plus grande peine à soulever ses membres et bientôt après il défaille. Il souffre aussi à la tête, aux reins, dans les bras; il est oppressé et souvent il a des palpitations. Les battements de cœur ont quelque chose d'anormal que je ne saurais définir. — Voilà, certes, de graves symptômes, et, je le crois, M. André était menacé, à courte échéance, d'une paralysie rhumatismale des jambes et d'une maladie organique du cœur déjà en voie de formation.

Traitement. — Frictions matin et soir des membres inférieurs avec baume tranquille auquel il a été ajouté sulfate de morphine et alcool en quantité suffisante pour dissoudre le sel; enveloppement de ces membres avec feuilles de chou, coton cardé, puis bandage. La même opération est pratiquée sur les bras. Le corps est aussi enveloppé de feuilles ; on en recouvre la tête dont les cheveux ont été coupés ras. — Quand on les enlève, elles sont mouillées partout.

Après six semaines de ce traitement, plus une purgation chaque semaine, il reste seulement quelques douleurs vagues aux jambes qui d'ailleurs ont recouvré des forces (le malade peut se lever) et leur température normale ; plus de douleurs à la tête, aux reins, dans les membres supérieurs ; plus d'oppression, plus de palpitations ; rien de suspect dans les battements du cœur. L'application de feuilles est supprimée autour du corps et aux bras. On en applique encore aux jambes et sur le cœur. L'état de M. André va toujours s'améliorant, et bientôt il voyage. Et cependant il ne se croit pas parfaitement guéri. « Il faut, me disait-il, attendre les premières neiges. » Cette épreuve suprême, l'hiver 1881-1882, a été très heureusement traversée et aujourd'hui, octobre 1882, M. André paraît jouir d'une santé magnifique.

Syphilides.

La feuille m'avait parfaitement réussi dans le traitement des pustules de Moussey, dont l'origine et la forme avaient quelque chose de suspect. C'était un encouragement à en tenter l'emploi dans les maladies analogues. Je l'ai fait avec le plus grand succès et j'en rapporte une guérison très curieuse.

La femme V. de Romans, entre à l'hospice de cette ville le 19 août 1873, portant depuis six mois des ulcérations à la jambe gauche. Ces ulcérations ont été précédées par d'autres formes morbides, dues à la même cause, et qui pendant sept ans se sont succédé, se chevauchant les unes les autres, comme pour empêcher toute interruption, et guérissant dans l'ordre de leur apparition.

La première fut un engorgement des organes sexuels,

avec ulcération probablement. La malade ne prenant conseil de personne, se traita par des boissons et par des applications émollientes. Pendant ce traitement et avant la guérison de l'engorgement, qui mit un an à s'opérer, la malade prit des ulcérations à la gorge et des pustules suivies d'ulcères sur les reins, pour lesquelles elle consulta. On lui conseilla de l'iodure de potassium en solution, de la tisane de salsepareille et un gargarisme au chlorate de potasse.

Ces dernières ulcérations n'étaient point encore guéries quand la femme V... fut atteinte d'amblyopie amaurotique. Elle en confia la cure à un second médecin qui prescrivit le chlorure d'or et de sodium. Cependant le mal à la gorge guérissait, les ulcères sur les reins persistant. Pendant le cours de l'amblyopie amaurotique qui mit dix-huit mois à guérir, la femme V... prit sur la poitrine, à gauche et derrière l'épaule du même côté, des pustules et des ulcères.

Avant l'entière cicatrisation des ulcères sur la poitrine et derrière l'épaule, la malade prit au-dessous du genou gauche une tumeur à marche très lente. Arrivée à un développement très considérable, elle s'ouvrit sur cinq points différents. Ces ouvertures étaient arrondies et pénétraient perpendiculairement dans les tissus. Dans l'espérance d'en obtenir une prompte cicatrisation, la femme V... se fit spontanément un cautère à la partie moyenne et interne du mollet de la jambe malade.

De vives démangeaisons se faisaient sentir autour de cet exutoire et la malade, se grattant à plaisir, se fit des excoriations qui devinrent de petits ulcères. Alors elle cessa d'entretenir son cautère dont la guérison fut prompte et facile. Ceci se passait en octobre 1872. — La femme V... a employé à traiter les ulcères de sa jambe autant de pommades qu'on a pu lui en indiquer. Néanmoins, au lieu de guérir, ces ulcères ont pris chaque jour de l'extension, causé de vives douleurs, l'engorgement du membre et découragé la malade. C'est dans ces conditions qu'elle entre à l'hospice, ses ulcères à la jambe datant de dix mois et le début de la maladie de sept ans.

La malade a de cruelles souffrances; elle en a perdu le sommeil et une portion de son appétit. Sa jambe gauche est rouge et enflée. Elle a au mollet 46 centimètres de circonférence; la jambe saine en a 32. La première présente, vers le milieu de sa face antérieure, des ulcérations réunies en groupes, au nombre de trois, parfaitement arrondis. Chaque groupe est composé d'ulcérations centrales, disposées sans ordre et très espacées, et d'ulcérations externes placées sur une ligne circulaire, donnant la forme au groupe et le limitant. Ces dernières ulcérations sont très rapprochées les unes des autres. Elles ont la forme d'un croissant ou d'un van. Leur bord externe est convexe. Il creuse le derme perpendiculairement et s'étend. De ce bord le fond de l'ulcère va s'élevant jusqu'au bord interne, qui est en ligne droite et au niveau d'une cicatrice. C'est par ce bord que s'opère la cicatrisation de l'ulcère.

Traitement. — Avant son entrée à l'hospice la malade était revenue à l'iodure de potassium et à la tisane sudorifique; selon son désir elle en continuera l'usage. Enfin, matin et soir, lotion de la jambe à l'eau pure et application de feuilles de chou.

Pendant les huit premiers jours de ce traitement, la jambe a sécrété avec abondance une sérosité roussâtre et fétide, et pendant ces jours les douleurs se sont calmées, le sommeil est revenu et la malade a repris l'appétit de la santé; la jambe a pâli et désenflé; sa circonférence est descendue à 35 centimètres. La sécrétion, après ces huit jours d'abondance, se ralentit; elle était tarie avant le 16 septembre; alors les ulcérations étaient toutes cicatrisées. Les ulcères des reins, qui n'avaient été l'objet d'au-

cun traitement, étaient également cicatrisés. Deux jours
après, le 12, la femme V... guérie, sortait de l'hospice après
vingt-cinq jours de traitement par les feuilles de chou.

A la fin du même mois, la femme V... eut une grande
frayeur. A cette occasion ses ulcères aux reins se rouvri-
rent ; elle en prit quatre autres à sa jambe qui du reste n'enfla pas. Elle a guéri chez elle par le même moyen et depuis
elle s'est bien portée.

La guérison d'une affection syphilitique datant de sept
ans, ayant résisté à plusieurs traitements d'une grande
énergie, obtenue en vingt-cinq jours par la feuille de chou,
a de quoi surprendre. Ceux qui ne connaissent pas par expérience la puissante efficacité du végétal penseront que
l'affection de la femme V... était sur son déclin et que dans
la guérison, pendant les applications de la feuille, il y a
eu coïncidence. Mais combien une semblable appréciation
serait en opposition avec les faits ! Du reste, nous avons
déjà la guérison Moussey, la guérison Cruat, et je vais en
ajouter deux autres. Il me sera ensuite permis de conclure
que dans le traitement des syphilides l'efficacité du chou est
incomparable.

La femme V... a son habitation à quelques centaines de
mètres de la mienne. Je l'ai suivie depuis son traitement.
Sa guérison est solide ; elle n'éprouve aucun ressentiment
de sa maladie. Le 11 du mois d'août 1877, elle m'affirmait
qu'elle allait bien ; que depuis sa guérison elle combattait
tous ses maux par la feuille de chou. — Elle ne m'a pas
permis de la nommer ici.

Les cas de syphilide dont je vais rappeler la guérison se
rapportent à des pustules plates.

1er CAS — V..., 73 ans, réclame mes conseils, le 5 juillet 1874. Il porte sur la tête, sous les jarrets et ailleurs, de
nombreuses pustules plates, ulcérées pour la plupart, et
dont plusieurs ont de 3 à 4 centimètres de diamètre. Il

porte aussi un ulcère sur la lèvre supérieure, que je crois dû au tabac, V.., ayant l'habitude de priser.

Je conseille à ce malade une tisane de saponaire, de la solution d'iodure de potassium, voici dans quelles proportions :

> Iodure de potassium, 10 grammes.
> Eau distillée, 200 grammes.

A prendre une cuillerée à café matin et soir.

L'iodure de potassium n'est pas ici prescrit à doses curatives. Il doit faire accepter le chou, que je n'oserais conseiller seul. Le malade en appliquera les feuilles sous le jarret et ailleurs. V... le 2 août suivant, après vingt-sept jours d'application, était guéri de toutes ses pustules, de celles sous le jarret, où il appliquait des feuilles, et de celles sur la tête, où il n'en appliquait pas. Il était encore guéri de son ulcère à la lèvre supérieure.

Cette guérison qui ne s'était point encore démentie en janvier 1875, est curieuse au point de vue de l'âge du sujet. Elle est également remarquable par ce phénomène que l'on a vu se répéter plusieurs fois : la guérison de points éloignés de ceux où l'on applique le remède. Ainsi, tandis que le malade s'appliquait des feuilles sous les jarrets, etc., non seulement les pustules de la tête, mais aussi l'ulcère de la lèvre supérieure qui en étaient privés, guérissaient. Or, cet ulcère, je l'avais pris pour un cancroïde. Je me trompais probablement ; il devait être de nature syphilitique. — Voici encore d'autres guérisons de la même maladie :

2e cas. — Une jeune personne, ouvrière en fabrique, était atteinte de pustules plates ulcérées nombreuses. C'était au printemps 1876. Elle s'est servi de la feuille de chou seule. Comme elle a continué d'aller à son atelier, que souvent elle manquait de feuilles et de temps pour s'en procurer, elle a mis trois mois à guérir. Depuis, elle n'a eu aucun ressentiment de son affection.

3e CAS. — Le 16 juillet 1876, est entré à l'hospice de Romans, le sieur G..., cultivateur, 70 ans, portant des pustules plates rougeâtres, douloureuses, non ulcérées, et des ulcérations serpigineuses. Il est impossible de savoir quel traitement il a suivi. A l'hospice, il est traité par des applications de feuilles de chou. Le 28 juillet, il est guéri de ses ulcérations serpigineuses et peut s'asseoir sans souffrir. Il est guéri et sort de l'hospice, le 14 août suivant.

4e CAS. — M. Faure (je suis autorisé à donner son nom), 21 ans, est admis salle Sainte-Elisabeth, au Grand-Hôpital de Lyon. Il porte des plaques muqueuses dans la cavité buccale. On les combat par la cautérisation, des gargarismes, par le sublimé en pilules, à la dose de 1 centigramme chacune, une matin et soir, et par la tisane de salsepareille et de douce-amère. Le 10 juin 1877, après six semaines de traitement, M. Faure sort de l'hôpital, non guéri. Il se traite de la même manière pendant un mois, puis il entre à l'hospice de Romans, le 12 juillet suivant. Voici dans quel état :

Le côté gauche de la figure est enflé de la mâchoire inférieure jusqu'à l'œil correspondant. La commissure des lèvres, à gauche est, crevassée; en dehors de cette crevasse se trouve une petite pustule conique. A gauche, les muqueuses des lèvres, des joues, des arcades dentaires, sont couvertes de plaques grisâtres, légèrement ulcérées. Le cou et ses ganglions sont très enflés. Le malade souffre ; il mange et parle avec difficulté.

Pour tout traitement, tant interne qu'externe, j'applique à la figure, sur le côté malade, des demi-feuilles de chou, puis je répète cette application matin et soir. En voici le résultat, le 23 juillet : La pustule conique s'est développée;

elle a pris la forme d'un furoncle à base dure ; il s'est ouvert spontanément, le 20 juillet. La crevasse est cicatrisée. La joue, le cou, les ganglions ont en partie désenflé. Les plaques muqueuses moins grisâtres et plus rosées, se cicatrisent. Le malade ouvre mieux la bouche, parle et mange avec moins de difficulté. Ce résultat, obtenu en douze jours, promet une guérison prochaine. Elle n'est du reste pas douteuse, car depuis la première édition de ma Notice j'ai traité plusieurs cas semblables, et tous ont été suivis d'une prompte guérison.

AUTRE CAS. — Célina Ménard entre à l'hospice de Romans, le 28 août 1879. Elle a eu successivement trois chancres, qui traités à l'extérieur par la cautérisation tandis que la malade prenait à l'intérieur des anti vénériens, ont promptement guéri. Aujourd'hui voici son état :

Son arrière-gorge est rouge ; sa déglutition douloureuse. Ses régions fessières sont couvertes de vésicules très pressées, du volume d'un grain de millet à celui d'un pois. Le fondement est garni de végétations et de tubercules ulcérés. Célina ne saurait rester assise ; ses souffrances sont violentes et l'empêchent de dormir.

Traitement. — Application de feuilles autour du cou ; lotion à l'eau pure des régions fessières, puis application de feuilles de chou.

Après trente-six heures de ce traitement, Célina dort, et après trois jours du même traitement, elle reste assise sans souffrir. Le 6 septembre, elle avale sans douleur et le 29 du même mois, Célina n'ayant plus aucune trace de son affection, demande à sortir de l'hospice, ce qui lui est accordé. Son traitement avait duré trente-deux jours.

Affection vénérienne récente.

Le 9 juillet 1875, entre à la maternité, à l'hospice de Romans, pour y faire ses couches, Rosalie C... Ses organes sexuels sont affreusement engorgés. Cet engorgement, dû à un large ulcère vénérien, me cause tout d'abord de grandes inquiétudes au sujet des couches de Rosalie. Eh bien! de fréquentes lotions à l'eau pure, des applications de feuilles de chou sont pratiquées par la malade et, presqu'aussitôt, l'ulcère prend un meilleur aspect et l'enflure diminue. Elle a totalement disparu le 28 juillet, jour où Rosalie accouche heureusement. Elle continue ensuite les lotions et les applications de feuilles de chou, son ulcère n'étant pas encore guéri; mais il l'était le 27 août, le cinquantième jour de son entrée à la maternité de Romans d'où elle sort ce même jour parfaitement guérie.

Il en est plusieurs à Besançon, qui doivent à la feuille de chou la guérison d'une affection vénérienne constitutionnelle. De toutes ces guérisons il ne faudrait pas conclure que la feuille de chou employée contre ce genre de maladies, n'échoue jamais. Je compte deux insuccès. Dans le premier il a fallu recourir à la chirurgie.

Dans le second il s'agit d'une jeune femme qui avait pris des macules à la peau dans toute son étendue. Pendant dix jours d'emploi des feuilles de chou, les macules augmentèrent en nombre et en étendue, et la malade découragée refusa de suivre plus longtemps ce traitement et cessa de s'adresser à moi. Cependant on pourrait se demander si, dans ce dernier cas, il y a eu vraiment insuccès, la malade n'ayant employé la feuille de chou que quelques jours seulement.

Quoi qu'il en soit, la feuille de chou, plante potagère, peut presque toujours soulager vite, guérir promptement et bien, en laissant encore l'espoir fondé qu'elles ne reparaîtront pas, des maladies vénériennes, récentes ou constitutionnelles; tandis que les nombreux médicaments que la science emploie contre ces maladies, les préparations mercurielles, iodurées, aurifères, opiacées, celles de quinquina, les robs, les sirops, les tisanes sudorifiques, les eaux minérales, médicaments dont plusieurs sont loin d'être inoffensifs, qui soulagent difficilement et qui guérissent avec lenteur, laissent les malades dans l'incertitude si leur affection ne renaîtra pas dans un avenir plus ou moins prochain, et sous de nouvelles formes de plus en plus graves. Mais quelle merveille qu'une plante aussi commune que le chou ait, dans le traitement des affections vénériennes, d'aussi importants résultats ! Heureux, trois fois heureux les syphilitiques qui connaîtront l'efficacité du chou contre leurs maladies, et qui ne dédaigneront pas de s'en servir !

Des teignes.

Les teignes se divisent en deux groupes : les vraies et les fausses teignes. Cette distinction n'est pas connue en théorie parmi le peuple des campagnes, mais elle y est mise en pratique, car tandis qu'il s'adresse aux hommes de l'art pour le traitement des vraies teignes ; il attend, pour les fausses, la guérison du temps, du régime, de quelques soins de propreté, de dépuratifs vulgairement connus. Dans les cas rebelles il emploie volontiers le vésicatoire ou la mouche de Milan,

Ce genre de traitement est d'un succès douteux ! il a des longueurs pendant lesquels un refroidissement ou d'autres causes pourraient causer la rétrocession de la teigne. Cet accident est causé bien plus sûrement quand on combat la maladie par des pommades, par des lotions siccatives, résolutives. Alors refoulée, l'humeur que secrétait la fausse teigne peut se porter sur un organe important, essentiel, et causer une ophthalmie, une otite chronique, une affection cérébrale, la bronchite, un commencement de tuberculisation, le carreau, le lymphatisme, etc., maladies que l'on évite quand on traite la fausse teigne par la feuille de chou.

En effet, la fausse teigne est une maladie dépurative. Elle se déclare chez de très jeunes sujets dont les humeurs sont surabondantes et mal élaborées; elle y remplit le rôle d'un organe supplémentaire de dépuration. Dès lors, avant d'en obtenir la guérison, il faut en supprimer la raison et assainir les humeurs. Ce but le chou l'atteint admirablement en centuplant l'action de la teigne, en épuisant les humeurs viciées et leur principe de réparation. Voici comment l'on se sert de la feuille de chou dans le traitement de cette maladie.

D'abord on coupe les cheveux sur toute l'étendue de la fausse teigne et au delà, puis, suivant ses dimensions, on y applique des bandes ou des bandelettes du crucifère, ayant la précaution de les mettre en parfait contact avec la surface malade; on les recouvre de compresses et l'on maintient le tout en place à l'aide d'un bonnet. On renouvelle ces applications tout au moins matin et soir; mais il est bien à propos de les renouveler plus souvent, surtout quand l'humeur sécrétée est très abondante; alors elle devient irritante. A chaque changement de feuille il faut bien essuyer la tête.

Dès les première applications, le cuir chevelu, dépouillé de ses croûtes, peut apparaître rouge et ulcéré sur quelques points. Que l'on continue le traitement, le jeune malade guérira bien, sa tête se garnira de beaux cheveux et sa santé sera excellente.

Le même traitement est applicable aux croûtes de lait, autre affection dépurative. Si les croûtes laiteuses s'étendent de la figure à la tête, il suffira d'appliquer des feuilles sur cette dernière partie, sa guérison entraînera celle de la figure. Si l'enfant s'était avec ses ongles, creusé des excoriations, la feuille jeune, lisse et tendre en serait le meilleur moyen curatif.

Température.

La feuille de chou a la propriété de ramener, chez un malade, la température à son degré normal, soit en l'abaissant si elle est au-dessus, soit en l'élevant si elle est au-dessous. Cette propriété à effets contradictoires est d'une admission difficile, mais n'importe, elle s'est révélée par des faits. Elle peut même produire des effets opposés, dans le même moment, chez la même personne, quand celle-ci présente ces deux états : abaissement de température sur un point et élévation sur un autre. Ce singulier phénomène s'est rencontré chez le R. P. Siméon, de Crest, qui avait une céphalalgie avec forte chaleur à la tête, et dont les extrémités inférieures étaient constamment froides : sa tête s'est rafraichie et ses jambes se sont réchauffées, et ces changements persistent. — Qu'on se rappelle les jambes glacées de M. André.

En 1874, Mlle D..., 45 ans, tempérament nerveux, avait les membres inférieurs brûlants. Elle était obligée, pour dormir, de les tenir hors du lit. Pendant deux semaines elle a enveloppé ses membres de feuilles de chou. Pendant ce temps la température y est descendue à son état normal; elle s'y maintient voilà plus de deux ans.

Marie Morel est à l'hospice de Romans pour une affection cérébro-spinale. Subitement elle éprouve une chaleur vive, profonde, douloureuse dans la jambe gauche. Une voisine propose de l'envelopper de feuilles de chou. Nous procédons à cette opération, le 8 juillet 1876. Déjà la nuit suivante Marie a moins de chaleur à la jambe et peut dormir. Dix jours de ces applications ayant enlevé à Marie cette chaleur fatigante, nous les suspendons; la chaleur ne reparait pas.

Cette propriété du chou de rétablir la température dans

10.

son état normal pourrait rendre de grands services dans le traitement des affections fébriles. Elle y servirait successivement à combattre la période algide et la période de réaction. Je pense qu'elle serait à la quinine d'un puissant secours dans le traitement de la fièvre pernicieuse. On pourrait l'appliquer, quelle que soit la période de la maladie, et il faudrait l'appliquer largement alors. L'efficacité de la feuille de chou contre la méningite, la fièvre typhoïde, l'éclampsie, où l'élévation de la température en fait le danger, n'est pas douteuse.

La propriété réfrigérante de la feuille et sa propriété échauffante sont en parfaite harmonie et pourraient bien se confondre avec les propriétés stimulantes et sédatives de la même feuille. La propriété sédative s'est montrée en calmant les douleurs véritablement atroces de l'ulcère Calicie, tandis que la propriété stimulante est apparue en suscitant dans l'ulcère Meyer, — je rapporterai incessamment la guérison de ces deux ulcères, — qui était indolore et sans vie, de la sensibilité, de l'activité, conditions essentielles d'une guérison.

La feuille présente encore un antagonisme d'action quand, d'une part, elle combat une inflammation érythémateuse, érysipélateuse, et quand, d'autre part, elle développe une inflammation quelconque dans un tégument d'où la vie paraît absente. Cette propriété excitante est manifeste dans le cas suivant :

Granjon (Auguste), 20 ans, n'est pas guéri d'une teigne faveuse dont il a été traité à l'Antiquaille de Lyon pendant dix-huit mois, à l'hospice de Romans pendant dix mois, d'où il est sorti non guéri, et où, après trois mois d'absence, il est rentré en avril 1876. Voici dans quel état :

Granjon a la tête complètement privée de cheveux sur un grand nombre de points. Là, elle est d'une blancheur de porcelaine. Ailleurs, le tour de la tête excepté, les cheveux sont rares, lanugineux, souvent décolorés ; enfin, sur cette tête sont des croûtes de favus. Le cuir chevelu est glacé.

Le 12 mai, j'en essaie le traitement par la feuille de chou. Les applications n'en sont pas réguliéres, et encore Granjon les garde peu de temps. Cependant son cuir chevelu rougit peu à peu, il s'enflamme, la fièvre survient, l'appétit diminue, et le 20 juin, Granjon souffre beaucoup de sa tête et se refuse à de nouvelles applications.

Le favus de Granjon n'a pas été modifié par ce traitement, mais son cuir chevelu garde un teint naturel ; ses cheveux se sont multipliés, se sont colorés et ont pris de la fermeté, et la tête a repris sa chaleur naturelle.

Tumeur. — GUÉRISON.

Sous ce nom je rapporterai l'histoire d'une affection des plus graves, laissant à chacun le soin de la caractériser. Cette histoire dépassera les bornes que comporte ma Notice. Cependant j'abrégerai ; j'éviterai de signaler en détail des complications, dont chacune en particulier constituerait une maladie sérieuse. Ce que je dirai de la tumeur dont je traite, établira parfaitement combien la feuille de chou est efficace, quand l'art médical, à bout de ressources, est dans la nécessité de recourir à la chirurgie.

Rosalie Reynaud, 63 ans, domestique, avait joui d'une bonne santé jusqu'en 1865. A cette époque elle perdit toutes ses économies dans une faillite qui réduisit à de petites proportions la fortune de ses maîtres. Elle en perdit la santé et s'ouvrit, pour elle, une série d'affections qui ont abouti à cette tumeur.

En janvier 1869, elle prit naissance sur la face interne du radius, près du carpe. Elle était douloureuse. On la traita, pendant deux mois, par des applications de cataplasmes, puis, sans qu'on se fût assuré s'il y avait fluctuation, on l'ouvrit par la lancette. Du sang seul s'écoula par cette ouverture, qui, s'étant ulcérée, sécréta une sérosité sanieuse et fétide. La tumeur a continué de s'accroître et les douleurs ont suivi la même progression, quand, le 23 mai suivant, Rosalie réclame mes conseils. — Voici son état :

L'avant-bras gauche est très enflé à sa partie inférieure. Sur la face interne du radius, près du carpe, s'élève, perpendiculairement à sa base, une tumeur irrégulièrement arrondie, ayant à sa naissance 4 centimètres de diamètre. A la hauteur de 2 centimètres elle s'élargit à 6, s'élève encore et ses bords se renversent en forme de coupe. Le sommet de la tumeur est aux trois quarts ulcéré. L'ulcère est rougeâtre, anfractueux, celluleux, sécrétant une sérosité sanieuse et fétide ; il n'a été le siège d'aucune hémorrhagie.

Toujours à la face interne du même avant-bras, sur un plan au-dessus de la tumeur dont il vient d'être parlé, sur le cubitus et dans la direction de cet os, existe une autre tumeur, longue de 10 centimètres, large de 3 et haute de 2. Dans toutes ses parties elle est mollasse, élastique, non fluctuante et presque indolore. En dessous des deux tumeurs, sur les limites du carpe, sont des bosselures, petites, ayant une dureté osseuse et adhérant à la portion spongieuse des os de l'avant-bras qui, en ces points est rouge et enflé, et dont la circonférence, comprenant la tumeur radiale, mesure 23 centimètres ; celle du bras droit n'arrive pas à 17.

Rosalie a le teint jaune-paille. Ses traits amaigris expriment la souffrance. Ses douleurs, dans la tumeur radiale, sont lancinantes et térébrantes. Depuis quelque temps elle a perdu le sommeil et l'appétit.

Tous ces désordres me font conclure à la nécessité d'une amputation qui, déjà, a été conseillée à Rosalie plusieurs fois, et, comme par le passé, elle la refuse absolument. Je la soumets alors au traitement par les feuilles de chou, bien plus comme sujet d'étude que dans l'espérance de quelque succès. Aussitôt je procède au pansement.

Après des lotions à l'eau pure, j'entoure le membre de feuilles bien roulées, je les recouvre de coton, de compresses et j'applique un bandage roulé que je serre mollement. Je renouvelle le pansement le soir et déjà il s'est opéré une abondante sécrétion.

La nuit suivante, Rosalie souffre moins et peut dormir. — Au pansement du matin, le 24, je trouve l'appareil, bandes, compresses, coton, feuilles, inondé d'un liquide séro-purulent qui, au niveau de la tumeur radiale, contient une poussière jaunâtre. — Dès le 25, le membre pâlit et désenfle et la malade reprend l'appétit. Mais vers le 7 juin, l'inflammation reparaît, elle s'étend à la tumeur cubitale qui devient fluctuante. Quand je la comprime, il s'en écoule une sérosité qui contient des grumeaux ressemblant à du fromage mou. Rosalie continue à manger et à dormir; elle quitte son teint jaune-paille, reprend des forces et le 10 juin, elle commence à travailler de sa main droite.

Le même traitement est continué; la suppuration, dans les deux tumeurs, ne se ralentit pas et cependant il se développe successivement, dans le courant de juillet, autour de l'articulation brachio-carpienne, quatre petites tumeurs qui s'abcèdent et donnent, l'une, une matière gélatineuse, les autres, une sérosité contenant des grumeaux. Enfin, ces deux dernières tumeurs se convertissent en ulcères. Et cependant Rosalie souffre peu de son bras et s'en sert pour éplucher des légumes.

En octobre, le membre n'est plus enflammé; la tumeur radiale s'était fondue en suppuration poussiéreuse et son ulcère s'est cicatrisé; cette cicatrice est adhérente au radius. La tumeur cubitale, ses décollements sont guéris, cicatrisés. La cicatrice de la tumeur adhère au cubitus. Il reste

10

les ulcères des quatre petites tumeurs. Il s'en est cicatrisé un à la fin de l'année 1869, deux dans le courant de 1871. Le quatrième ne s'était pas encore cicatrisé en 1872.

L'affection de Rosalie était des plus graves et tout portait à croire que, dans un avenir prochain, elle causerait la mort du sujet. Qu'on résume : Engorgement de la portion spongieuse de l'extrémité carpienne du radius, une tumeur fongueuse, ulcérée, adhérente à cet os, une autre tumeur attenante au cubitus, des douleurs lancinantes, un faciès jaune-paille, la perte du sommeil et de l'appétit.

Dans le cours du traitement, la maladie a présenté des complications d'une égale gravité ; nouvelles tumeurs, ulcères fistuleux, décollements sous-cutanés, et à tous ces formidables symptômes j'ai opposé, avec un succès inespéré, non des médicaments altérants, énergiques, l'iode, l'arsenic, les préparations d'or, la ciguë, les solanées, les évacuants, un régime, mais la simple feuille de chou, et, dès les premiers jours de son emploi, les douleurs lancinantes, térébrantes ont cessé, le sommeil et l'appétit sont revenus, etc.

Les tumeurs, comme les engorgements, quelle qu'en soit la nature, je les traite par la feuille de chou. Quand ces affections sont de nature inflammatoire et qu'on les traite par le végétal, on a de grandes chances qu'elles guériront sans suppuration, et si la feuille ne prévient pas cet accident, elle hâtera la suppuration, la circonscrira et en diminuera les souffrances.

Tumeurs abdominales.

Mme B..., 48 ans, dont la mère est morte d'une affection cancéreuse, depuis plus d'un an portait au bas-ventre, à 6 centimètres au-dessus du pli de l'aine, à gauche, une tumeur accessible au palper et pouvant avoir le volume d'un œuf d'oie. Elle en souffrait beaucoup et ses douleurs se répétaient dans les reins, en sorte qu'elle marchait courbée et qu'elle ne pouvait se livrer à aucun exercice. Elle avait employé cataplasmes et onctions sans résultat.

A la fin de 1875, je conseillai à Mme B... de s'appliquer des feuilles de chou sur le bas-ventre, Elle l'a fait largement et longtemps. Un grand soulagement a suivi de près les applications de feuilles ; puis l'état de la malade continuant à s'améliorer, elle a pu marcher droit et se livrer à de petits travaux de jardin, ses exercices de prédilection.

Au mois d'août 1876, cette amélioration ne s'était pas démentie. La tumeur, il est vrai, n'a pas cédé, mais elle n'a pas fait de progrès ; la marche en a été enrayée. — Le cas suivant a quelque ressemblance avec celui qui précède.

Mme R... avait une très petite tumeur dans la même région que la précédente, mais à droite. Cette tumeur était indolore quand la malade était en repos, mais pendant la marche elle était souvent le siège d'une douleur subite, profonde, violente à rendre Mme R... immobile.

Après plusieurs traitements infructueux, elle s'est mise une mouche sur le point correspondant à la tumeur, pour venir en aide à l'action des feuilles. Celles-ci, en même temps que la mouche et plus tard, ont été généreusement appliquées. Mme R... n'est pas de Romans ; son mari m'a écrit qu'elle allait bien ; c'était après un mois de traitement.

Tumeur glandulaire du sein, engorgement de cet organe. — GUÉRISON.

Quatre fois sur cinq j'ai traité avec succès ce genre d'affection. Dans tous ces cas, il y avait douleurs habituelles sourdes, et douleurs lancinantes par intervalles. Dans un cas, le sein était déformé. Il était divisé en deux parts, dont l'une, la partie externe, était à l'état normal; l'autre, la

partie interne, était rétractée, dure et adhérente aux téguments : on avait conclu à la nécessité de son ablation. —
En voici le traitement : application sur le sein de feuilles
de chou bien préparées; sur les feuilles, application d'un
cataplasme de coton cardé, puis bandage légèrement compressif. — Après trois semaines de ce traitement, les douleurs du sein avaient complètement disparu, et après trois
mois, le sein avait repris sa forme naturelle : il était guéri.

Dans les trois autres cas, c'était un engorgement de
glandes et engorgement de sein simplement. J'ai ajouté
au traitement du cas précédent, de faire sur le sein, avant
l'application des feuilles, des frictions avec la pommade
suivante :

Axonge,   30 grammes.
Extrait de ciguë   12   —
Iodure de potassium,   5   —

Comme dans le premier cas, les douleurs ont cessé en
trois semaines, et la guérison a été obtenue en deux, trois
et six mois.

Tumeur charnue, ulcérée.

Mᵐᵉ John, 50 ans, journalière, rue de l'Abreuvoir, à Besançon, porte depuis plusieurs années, sur le genou gauche,
une tumeur ferme, élastique, de forme pyramidale, dont la
base égale les dimensions de la rotule sur laquelle elle s'é-
lève à la hauteur de 3 centimètres, pour se terminer par une
surface plane. Cette tumeur, ayant été heurtée, s'est per-
forée du sommet à la base, par un ulcère perpendiculaire,
conique, de 2 centimètres de diamètre à son entrée, de
dimensions moindres sur la rotule où il arrive et que l'on
voit se mouvoir au fond de l'ouverture, quand on imprime
des mouvements à cet os. Les parois de l'ulcère sont d'un
brun-rougeâtre; ils sont granuleux, celluleux. La sécrétion

en est sanieuse et à peine fétide. — L'articulation du genou est douloureuse ; dans la tumeur, les douleurs sont lancinantes. — La marche est impossible et la malade est obligée de garder le lit.

Le 8 mai 1879, je visite Mme John pour la première fois, et après avoir recueilli les renseignements qui précèdent et examiné son état, je conseille :

1° De faire des lotions, de frictionner la tumeur matin et soir avec la pommade suivante :

> Axonge,   30 grammes.
> Extrait de ciguë,   10   —
> Iodure de potassium,   5   —

2° D'appliquer sur l'ulcère de petites bandelettes de feuilles de chou, de recouvrir la tumeur et la totalité du genou avec des feuilles ou des demi-feuilles, enfin de prendre une tisane de douce-amère.

Après trois ou quatre jours de ce traitement, les douleurs cessent dans le genou ; elles cessent dans l'ulcère et huit jours après on y voit poindre des bourgeons charnus qui, en quinze jours, comblent cette cavité. Après un mois de traitement, l'ulcère est cicatrisé et la tumeur a diminué d'une grande moitié. La malade peut alors s'occuper de son ménage.

Voilà un beau succès ! La tumeur était de mauvaise apparence, on pouvait la croire squirrheuse et son ulcère un cancer ; et cet ulcère guérit en 30 jours ; c'est merveilleux !

Tumeur blanche. — GUÉRISON.

Le 7 mars 1880, je visite pour la première fois M. Hory, fils, rue des Granges, à Besançon. Il a couché, étant enfant, plusieurs années, dans une chambre mal aérée, humide. D'un tempérament lymphatique, il est sujet aux engorgements glandulaires. En janvier 1879, il a commencé à ressentir de la gêne dans les mouvements du genou gauche, qui bientôt a enflé ; enflure et difficulté dans les mouvements sont allés progressant et M. Hory a dû prendre le lit vers la fin de 1879. Pendant ce temps, trois abcès à marche très lente se sont successivement développés sur le bord interne du fémur ; le premier au niveau du condyle de cet os ; le deuxième 15 centimètres plus haut ; le troisième à égale distance entre les deux premiers. Ces abcès, ouverts par la lancette, ont donné, le troisième surtout, une grande quantité de sérosité purulente. Ces ouvertures se sont ulcérées de 2 à 3 centimètres de long sur 1 de large. L'ulcère central communique avec l'ulcère supérieur par un décollement de la peau.

Ces ulcères sont d'un rouge violacé, leur fond est inégal; leur suppuration, c'est une sérosité citrine abondante. Tout le membre inférieur gauche est légèrement atrophié. La jambe est un peu fléchie sur la cuisse. Le genou est déformé, non ankylosé, il a 40 centimètres de circonférence, le genou sain en a 35. — M. Hory a peu d'appétit, son sommeil est agité, sa peau, ses muqueuses sont d'une grande pâleur, sa faiblesse est grande, ses souffrances absolument nulles.

Ce malade a été traité par les toniques, le quinquina, les ferrugineux, l'huile de foie de morue, par un régime fortifiant, bœuf, mouton, vin généreux. On appliquait de la charpie sur les plaies et des cataplasmes de farine de lin sur le genou. Cependant la maladie s'aggravait chaque jour et l'on était arrivé à croire que, pour sauver la vie du malade, il fallait en sacrifier un membre.

Traitement. — Matin et soir : 1° lotions avec de l'eau additionnée d'une petite proportion de solution de chlorure de chaux ; 2° frictions sur le genou, les ulcères exceptés, avec la pommade suivante :

Axonge,	50 grammes.
Extrait de ciguë,	15 —
Iodure de potassium,	6 —

3° application sur les ulcères de bandelettes de feuilles de chou roulées avec soin, et application sur tout le genou de demi-feuilles ou de feuilles entières ; puis par dessus un gâteau de coton cardé et enfin un bandage légèrement compressif (ce pansement sera répété matin et soir) ; 4° au lit, le membre malade est placé sur des coussins qui l'élèvent et lui prêtent un plan doublement incliné afin qu'il repose dans toute sa longueur.

Comme le malade est dégoûté, il choisira ses aliments au gré de son estomac. Il boira aux repas du vin étendu d'eau et mieux, d'une décoction de houblon.

Après 10 jours de ce traitement, le malade repose tranquillement ; il reprend des forces et de l'appétit ; et après trois semaines, ses muqueuses se colorent et son genou désenfle. — En avril, survient au niveau de la tête du péroné un quatrième abcès ; il s'ouvre spontanément et s'ulcère. — A la fin de mai, la circonférence du genou est de 37, centimètres. A cette date, M. Hory se lève et marche à l'aide de béquilles. Voilà qu'un jour l'une d'elles glisse et le malade tombe sur ses genoux ; aussitôt l'infirme enfle d'un centimètre.

En juin, nous ajoutons au traitement frictions, feuilles, etc.), de faire chaque jour sur le genou des douches à 38 degrés, d'eau blanchie avec du savon et additionnée d'une petite proportion de sel de cuisine.

A la fin de juillet, la circonférence du genou malade est de 36 centimètres et de 35 celle du genou sain. M. Hory peut marcher sans béquilles et faire de longues courses. — Ses ulcères du fémur sont cicatrisés. Celui de la tête du péroné ne s'est cicatrisé que dans le courant de septembre suivant.

Autre cas. — Le 29 juin 1880, première visite à Mlle Marie Jacoulet, près de la porte Taillée. Marie a 18 ans, en voilà 10 qu'elle a commencé à souffrir du genou gauche et à éprouver de la gêne dans ses mouvements : gêne et douleurs se suspendaient par intervalles pour reparaître ensuite avec plus de violence. Douze à treize vésicatoires ont été appliqués de loin en loin pour combattre cette affection.

En novembre 1878, Marie, son genou très enflé et très douloureux, entre à l'hospice Saint-Jacques à Besançon, où elle est traitée par le repos, par des cataplasmes de farine de lin, un large vésicatoire, par un appareil inamovible une première fois ; par des points de feu et par un appareil inamovible une deuxième fois. En mars 1879, Marie, le genou bien désenflé, mais toujours aussi douloureux, sort de l'hôpital, prend des béquilles qu'elle n'a pas quittées depuis.

Marie a de l'appétit et dort ; elle est bien réglée. Sa jambe gauche est douloureuse dans toute sa longueur, le genou est enflé et douloureux à la pression. Il est ankylosé. Pour le changer de place, la malade, assise ou couchée, doit y mettre les deux mains. Un léger choc du pied peut causer dans le genou une douleur à faire défaillir la malade.

Traitement. — Matin et soir frictions sur toute la jambe avec le liniment volatil camphré et laudanisé ; enveloppement avec des feuilles de chou bien préparées, bandage roulé pour les tenir en place. — Tisane de douce-amère.

Après 15 jours de traitement, les douleurs cèdent au pied, à la jambe et diminuent notablement au genou. La malade peut, sans le secours de ses mains, élever sa jambe sur une chaise, elle peut aussi s'y porter et faire quelques pas, ce qui du reste a réveillé ses douleurs pour quelques jours.

Au 15 août, on supprime les feuilles au genou ; elles s'y dessèchent. On y fait alors des douches et l'on continue les frictions. A cette date, Marie a quitté ses béquilles dans la maison. Elle a même fait deux kilomètres ; c'était une imprudence.

Dans les cas de M. Hory et de Mlle Jacoulet, l'efficacité de la feuille de chou contre les tumeurs blanches du genou est évidente. Elle ne l'est pas moins dans le cas suivant bien plus grave encore. J'en ferai un rapport sommaire.

Le 7 juillet 1880, première visite à Anna Courgey, rue du Clos, 18. Elle a 11 ans ; à 7 ans, elle est tombée plusieurs fois sur son genou droit, et depuis 18 mois elle a cessé de marcher. Son visage pâle et amaigri, ses rides accusent la misère et la souffrance. Sa jambe droite retractée forme avec sa cuisse un angle aigu. La jambe et la cuisse sont atrophiées. Le genou, très enflé, est d'un rouge-brun. Sur le trajet du fémur, à la partie antérieure et moyenne, se voit : 1º un ulcère fistuleux ; 2º un autre, quelques centimètres en dessous ; un troisième ulcère siège sous le jarret et un quatrième au-dessous du genou sur le tibia. Si l'on presse sur la rotule, du pus s'écoule par ces quatre ulcères. Enfin, le côté interne du genou est ulcéré largement. — Anna a peu d'appétit, peu de sommeil. Elle gémit, elle pleure une grande partie des jours et des nuits.

Traitement. — Matin et soir, lotions avec de l'eau pure, application de feuilles de chou, la grosse nervure enlevée et les petites bien assouplies sous le rouleau ; par dessus, cataplasmes de coton cardé, puis bandage peu serré.

Les douleurs diminuent dans le genou dès les premiers pansements, et bientôt après elles disparaissent, mais elles se réveillent aux changements de temps.

Aujourd'hui, fin février 1881, voilà huit mois de pansement avec des feuilles de chou, six avec des feuilles vertes et deux avec des feuilles blanches étiolées, et Anna n'a pas souffert, excepté aux variations du temps. Ainsi, pendant ces huit mois, la propriété sédative de la feuille de chou n'a pas

11

faibli un seul instant et cependant l'affection d'Anna était
dans les conditions de s'aggraver chaque jour.

AUTRE CAS. — Le jeune Roy (son père est limonadier, rue
Rivotte à Besançon), 7 ans, avait depuis 3 ans, à la suite
d'une entorse, une tumeur blanche, indolore, à l'articulation tibio-tarsienne droite. Cette articulation était énorme,
déformée. Un traitement par les frictions avec le liniment
volatil camphré, le pansement par les feuilles, le coton et
le bandage, ont restitué au pied sa forme naturelle et rendu
la marche de l'enfant plus sûre, moins titubante.

Ulcérations et gerçures aux seins.

Marie Reynaud, 24 ans, est accouchée à l'hospice de
Romans, depuis quinze jours. Il y en a huit qu'elle a pris
aux seins des gerçures et des ulcérations qui, bien qu'on
les ait traitées par la crème de lait bouilli, moyen employé
à l'hospice de Romans avec utilité, sont allées, cependant,
s'aggravant chaque jour, à ce point que Marie craint de ne
pouvoir continuer l'allaitement. Elle réclame mes conseils;
c'est le 3 mai. Immédiatement je lui fais appliquer des
lambeaux de feuilles de chou. Chaque fois qu'elle aura donné
le sein, elle l'essuiera et s'appliquera de nouvelles feuilles.
— Le troisième jour de ce traitement déjà la malade souffre
moins et le dixième elle est guérie.

Ulcères.

C'est par le traitement de ce genre d'affections que j'ai
commencé à employer la feuille de chou. Sur le grand
nombre de guérisons d'ulcères que m'a valu ce végétal, j'en
rapporterai trois des plus curieuses :

1er CAS. — Mingeon, 71 ans, avait reçu à Leipsick,

1813, un coup de feu à la jambe droite. Il n'en était pas complètement guéri quand, à Hanau, il reçut un autre coup de feu près du premier. Cette double blessure faillit coûter le membre à Mingeon. Elle fut suivie d'un ulcère unique, se recouvrant d'une croûte blanchâtre qui, ayant acquis de l'épaisseur, tombait, puis était remplacée par une autre. En 1861 cet ulcère s'agrandit, s'enflamma et les douleurs qu'il causait ayant acquis un grand degré de violence, on conseilla à Mingeon d'entrer à l'hospice de Romans pour y subir l'amputation. Il entre dans cet établissement, le 11 avril 1862. Le 12, je l'examine.

Mingeon, malgré son âge et ses souffances, a de la fraîcheur et de l'appétit. Il se tient couché en supination ; toute autre position redouble ses douleurs. Elles sont brûlantes, lancinantes, ne laissant au malade aucun repos.

A la partie antérieure et moyenne de la jambe droite est un ulcère arrondi, de 7 centimètres de diamètre, à bords renversés. Le fond en est formé par le tibia ; il est grisâtre. La suppuration y est abondante, sanieuse, fétide, tenant en suspension une poussière jaunâtre. Au côté externe de cet ulcère est une excroissance charnue, longue, dans le sens du membre, de 3 centimètres, large de 2 et de 1 centimètre de hauteur, ayant à son bord externe une ouverture de 1 centimètre de diamètre. Cette ouverture, qui pénètre dans le tibia, est entourée de trois mamelons charnus très douloureux. Toute la jambe est rouge et enflée ; le pied est œdémateux.

L'amputation est fixée au 16 suivant. En attendant je pratique des lotions chlorurées et j'applique des feuilles de chou matin et soir. La nuit suivante est mauvaise ; mais, la seconde, Mingeon dort deux heures consécutives. Cette amélioration continuant, il est résolu, le 16, que l'opération serait ajournée et que l'on continuerait le même traitement.

Ce jour et les deux suivants, je confie à un infirmier le pansement du soir. Les douleurs se réveillent aussitôt; le 19, elles sont insupportables et Mingeon réclame de nouveau l'amputation. Elle est fixée à un jour très rapproché. Je reprends les pansements du soir. Dès lors les souffrances de Mingeon diminuent et jil reprend le sommeil. Son état s'améliore et, le 23, il fait mouvoir sa jambe latéralement; le 26, il lui imprime des mouvements de rotation sans souffrir. L'amputation est une seconde fois ajournée. Au reste, le mieux est considérable; la suppuration est moins fétide, les bords de l'ulcère se redressent, les végétations se sont affaissées et la jambe a pâli.

Le même traitement est continué. Dans la nuit du 1er au 2 mai, il sort de l'ulcère deux petits fragments osseux; il en sort un troisième de l'un des deux mamelons charnus, et bientôt l'ulcère commence à se cicatriser. A la fin de mai, le membre est entièrement désenflé; Mingeon n'en souffre plus. Son ulcère est aux trois quarts cicatrisé, les mamelons charnus ont pris les apparences de la peau, Mingeon se lève; il peut poser le pied droit sur le sol, mais non s'y porter. Il demande à sortir de l'hospice.

Voilà donc cinquante ans que Mingeon portait son ulcère. Les douleurs en étant devenues intolérables et rien ne pouvant les calmer, le malade, le 11 avril, entre à l'hospice de Romans pour se faire amputer. Le 12, je commence à le panser avec des feuilles de chou; le 14, il peut dormir. Cette amélioration continue, puis elle est arrêtée par un défaut de précaution dans le pansement du soir. Cette négligence est réparée et aussitôt l'amélioration reprend sa marche pour ne plus s'arrêter. — Et Mingeon, ne gardant de son affection si compliquée qu'un ulcère aux trois quarts cicatrisé, portant sa jambe sans douleur, mais ne s'en servant pas encore, sort de l'hospice après un traitement de quarante-huit jours par les feuilles de chou !

Chose admirable! elles ont suscité, dans l'ulcère et ses complications, un travail qui a opéré la sortie de séquestres, réparé une perte de substance et opéré aux trois quarts la cicatrisation d'un ulcère de 7 centimètres de diamètre, datant de cinquante ans, et rendu à des mamelons charnus les qualités saines des téguments !

2e CAS. — Calicie, 50 ans, ouvrier effilocheur, avait, le 3 avril 1862, perdu dans un engrenage la pulpe de l'index droit. Jusqu'au 23 suivant, jour où Calicie, est entré à l'hospice de Romans, il fut pansé par des personnes étrangères à l'art. Le 24, voici quel est son état :

La main droite est rouge et enflée dans toutes ses parties ; l'enflure du doigt blessé est considérable. A l'extrémité de ce doigt et sur sa face interne, est un ulcère d'un blanc sale, couenneux, recouvert d'une sérosité sanieuse et fétide : les bords en sont très épais et fortement renversés. Cette disposition donne à l'ulcère une large surface et au doigt la forme d'un champignon à tige épaisse et à chapeau incliné. Depuis six jours, Calicie souffre cruellement et passe des nuits sans dormir. Il a de la fièvre, il est altéré, et sans appétit.

Je lave son ulcère à l'eau pure, j'y applique de petites bandelettes de feuilles de chou. Ce pansement a lieu matin et soir. Une suppuration abondante, sanieuse et fétide se déclare après le premier pansement et continue. — Le 25, pas de soulagement sensible ; le 26, le malade dort et reprend l'appétit ; le 28, la cicatrisation commence ; le 30, elle est arrivée aux deux tiers de l'ulcère ; la main, le doigt sont désenflés. — Calicie ne souffre plus : croyant pouvoir travailler, il demande à sortir.

Qu'on se rappelle la gravité de l'ulcère de Calicie, et, considérant qu'il cède en quelques jours à des feuilles de chou, qu'on dise s'il est un agent dans toute la matière médicale capable d'un pareil tour de force !

3ᵉ CAS. — Meyer, 35 ans, ancien caporal au 3ᵐᵉ volti-
geurs, incorporé ensuite au 98ᵉ de ligne, avait été, le 16
août 1870, à Gravelotte, blessé à la jambe droite par un
éclat d'obus. Le projectile était entré par la malléole externe et, fracturant sur son passage, était sorti vers le bord
antérieur de la malléole interne. A l'hôpital de Schelestadt, où il fut traité jusqu'à la paix, il échappa à la gangrène et à l'amputation. Il sortit de la blessure plusieurs
fragments osseux. De Schelestadt, Meyer, qui n'était point
guéri, fut envoyé à son dépôt à Romans et, le 26 juin, il
entrait à l'hospice de cette ville. Voici dans quel état :

Meyer a de la fraîcheur, de l'appétit et un bon sommeil.
Son membre pelvien droit est raccourci de 5 centimètres ;
l'articulation tibio-tarsienne est ankylosée ; elle est rouge
et enflée ; le pied est œdématié. La blessure, cicatrisée à
son entrée, forme à sa sortie, un ulcère de 12 centimètres
dans un sens et de 10 dans un autre. Il est peu douloureux ;
il est brunâtre, croûteux, fendillé, ressemblant à de l'écorce.
Il suppure peu ; la suppuration est épaisse et d'un blanc
sale. Trois jours de cataplasmes n'y apportent aucun changement.

Le 30 juin, après consentement de Meyer, je panse son
ulcère par des lotions à l'eau pure et par des applications
de feuilles de chou, et bientôt se produit une suppuration
sanieuse très-abondante, qui, le 3 juillet, a dissous et entraîné les croûtes formant le fond de l'ulcère. Il est d'un rouge
brun. L'inflammation autour de l'ulcère, l'inflammation de
l'articulation a augmenté ; elle s'est élevée sur la jambe et
s'est étendue au pied. Meyer souffre ; il a pris de la fièvre
et a perdu le sommeil et l'appétit ; il s'inquiète sur l'issue
du traitement ; je le rassure.

Je continue les applications de feuilles sur l'ulcère ; je
les étends au pied et à la jambe. Le 8 juillet, l'inflammation
érysipélateuse de la jambe et du pied a cédé ; l'enflure de

l'articulation a bien diminué et l'ulcère secrète une sérosité rosée et limpide. Meyer n'a plus de fièvre; il a repris le sommeil et l'appétit. Deux jours après, une ligne cicatricielle se dessine autour de l'ulcère. Le 20 juillet, Meyer commence à se lever; le 10 août, son ulcère est complètement cicatrisé. Le 20 suivant, Meyer sort de l'hospice.

Quel admirable travail la feuille suscite dans l'ulcère de Meyer! Elle y provoque une grande activité; elle fait même partager la réaction aux parties voisines qui s'enflamment. Meyer en prend la fièvre, il en perd l'appétit. Mais ces symptômes durent peu, tandis que l'ulcère se transforme et que, prenant les qualités d'une plaie récente, il secrète une sérosité rosée et marche rapidement vers la guérison.

On dirait en vérité, que le chou agit avec discernement, quand, dans l'ulcère Calicie, il calme des douleurs atroces et inutiles, et quand, dans l'ulcère Meyer, il en fait naître de passagères pour activer la marche de cet ulcère et le conduire à la cicatrisation.

Ulcères variqueux.

1er CAS. — Mme Mourot, 60 ans, tempérament lymphatico-nerveux, d'une bonne santé habituelle et d'une grande activité, a les deux jambes variqueuses. En 1872, elle blessa la jambe gauche vers son tiers inférieur. Il y survint un ulcère qui, après l'emploi d'une infinité de remèdes, guérit enfin sous des blettes. Peu de temps après, au printemps 1881, l'ulcère s'ouvre spontanément, devient très douloureux et force la malade à chercher des secours. Voici l'état du membre, le 10 novembre 1881, quand je commence à donner des soins à Mme Mourot:

Repos au lit. Sur le pied et sur la jambe gauches règnent de nombreuses et volumineuses varices. De la malléole externe jusqu'au milieu de la jambe les téguments sont

rouges, violacés. Cette altération embrasse la partie antérieure de la jambe dans ses trois cinquièmes inférieurs.
Au centre et au sommet de cette surface siège un ulcère
de 4 centimètres de diamètre. Il est sans profondeur. Son
fond grisâtre est formé de végétations filiformes. Les douleurs y sont excessives.

Traitement. — Lotion de toute la jambe à l'eau pure ; sur
l'ulcère application imbriquée de bandelettes de feuilles de
chou ; sur ces bandelettes, sur la jambe et sur le pied,
application de feuilles ou de demi-feuilles, le tout est recouvert de coton cardé et maintenu par un bandage roulé.
Dix jours, ce pansement est répété matin et soir et pendant
ce temps, les douleurs de l'ulcère se calment, la cicatrice
s'y opère ; les varices se sont bien effacées et sous le bandage elles gonflent peu, ne causent aucune douleur bien
que la malade se lève et fasse de petites courses.

Rendue chez elle à Villars-saint-Georges, Mᵐᵉ Mourot
qui se croit guérie travaille au jardin ; fait beaucoup d'exercices, mais son ulcère se rouvre. Elle le traite par des
applications de feuilles de chou. Cependant la jambe s'enflamme, l'ulcère s'élargit, il devient très douloureux et la
malade prend le lit. Et, bien que les douleurs de l'ulcère
qui est pansé avec la feuille, aillent s'aggravant et que ses
parents lui fassent opposition, elle continue l'emploi du
remède sous lequel d'ailleurs s'opère une sécrétion séreuse
abondante ; puis après quatre mois de ce traitement, l'ulcère est cicatrisé et en voilà quatre autres que Mᵐᵉ Mourot
se livre aux travaux des champs, sans souffrance, la jambe
gauche ayant la même force, la même agilité que la droite.
Elle se croit complètement guérie.

Mᵐᵉ Mourot avait confiance en la feuille de chou. Elle
savait que son efficacité dépend de la sécrétion qu'elle provoque. Elle était abondante chez elle, excellente raison
pour espérer la guérison. Elle a eu lieu ; elle me confirme

dans cette pensée que la feuille agit toujours d'accord avec la nature médicatrice et dans l'intérêt d'une guérison. Chez Mme Mourot les humeurs étaient profondément viciées. Attirées par la feuille sur l'ulcère et traversant sa surface, elles causaient de la douleur à proportion de leur abondance et de leur altération.

Cette guérison est intéressante ; elle éclaire sur l'action de la feuille et montre que si, par exception, les douleurs dans un ulcère, quand on l'emploie, s'aggravent pendant un temps, la guérison de la maladie pourra se faire attendre, mais elle n'en est pas moins certaine. Des ulcérations variqueuses ont, dans le cas suivant, guéri bien plus promptement.

2e CAS. — Desay, Constant, 39 ans, ouvrier lithographe, chez M. Chalandre, à Besançon, porte des varices aux deux jambes. Voilà dix mois que sa jambe gauche, celle qui fatigue le plus par son travail, a des ulcérations pour lesquelles il est entré deux fois à l'hôpital Saint-Jacques, d'où, après un long séjour chaque fois, il est sorti soulagé, mais non guéri. Après sa dernière sortie Constant a travaillé pendant un mois.

30 octobre 1881. Constant est couché ; sa jambe gauche est enflée, rouge, enflammée dans toute sa partie antérieure. On y compte douze ulcérations, dont plusieurs ont les dimensions d'une pièce de 1 franc. La jambe est rétractée sur la cuisse ; les souffrances sont cruelles.

Traitement. — Lotion à l'eau pure ; applications sur toute la jambe de demi-feuilles de chou, puis, de coton cardé, et enfin bandage roulé.

Le 2 novembre, Constant souffrant encore beaucoup, mais pouvant étendre sa jambe et se tenir debout est appelé instamment à son atelier ; il y va après son pansement et travaille. Il y retourne les jours suivants dans les mêmes

11.

conditions, et, cependant, le 8 novembre, il cesse de souffrir et ses ulcérations ont commencé à se cicatriser. Le 26 novembre, elles le sont toutes complètement.

Urticaire (Fièvre ortiée).

Un élève du grand séminaire de Romans, à la date de janvier 1875, me raconte ainsi la guérison de son urticaire par la feuille de chou :

« Monsieur le docteur,

» D'après votre ordonnance j'ai fait usage de la feuille de chou et je m'en suis bien trouvé. J'ai eu soin, pendant deux jours, d'en recouvrir les parties de mon corps les plus affectées par cette maudite urticaire qui, depuis l'âge de 12 ans, me fait souffrir deux mois de l'année.

» Chose vraiment prodigieuse ! la démangeaison provenant d'un millier de boutons cessait presque aussitôt après l'application de ces mêmes feuilles.

» Chaque année, pendant quinze jours, j'employais tous les moyens thérapeutiques sans parvenir à me débarrasser de ce triste état. Et voici que cette année, grâce au simple remède de la feuille de chou, j'ai été guéri au bout de quarante-huit heures et préservé de la fièvre intermittente qui est chez moi périodique. J. P. »

Dans le cas d'un autre urticaire, datant de deux ans, ayant résisté aux bains domestiques sulfureux, vinaigrés, additionnés de son, aux eaux d'Allevard, aux dépuratifs, aux purgatifs, j'appliquai des feuilles sur les avant-bras du malade. Elles causèrent d'abord une abondante sécrétion de sérosité; puis, après un mois de leur emploi, il se produisait à la partie supérieure des avant-bras, sur les limites de l'application des feuilles, une couronne le tumeurs du volume d'une amande, ayant une teinte bleuâtre et donnant une suppuration sanieuse, sanglante, qui a duré plus d'un mois. Pendant ce temps l'urticaire cédait et depuis, après plusieurs années, il n'a pas reparu.

Variole. — GUÉRISON.

Des sujets vaccinés et revaccinés ont contracté la variole, et dans ces circonstances elle a été souvent aussi grave que chez des sujets non vaccinés. Le passé est une menace pour l'avenir. Dès lors, avoir un agent qui rendît cette maladie moins douloureuse et moins meurtrière, serait d'un immense bienfait. Or, cet agent, nous l'avons, c'est la feuille de chou.

Considérant que la guérison des ulcères traités par les feuilles de chou était constamment précédée d'une abondante suppuration, j'en ai conclu à son utilité dans le traitement de la variole. L'occasion de vérifier la vérité de cette induction s'est présentée à l'hospice de Romans dans le courant de juillet 1869. Mon premier essai eut un résultat merveilleux, et depuis, tous les cas de variole qui se sont présentés, je les ai traités par la feuille de chou. Une seule fois j'ai échoué; c'était chez un garçon d'une douzaine d'années. Vainement je prenais les plus grandes précautions pour bien fixer les feuilles sur ses membres, dans son agitation et dans son délire il parvenait toujours à les arracher. Ce cas ne peut donc pas être considéré comme un insuccès. J'ai publié plusieurs guérisons de variole dans un journal de médecine; j'en rapporterai une seule; elle suffira pour établir l'efficacité du chou contre cette maladie et pour apprendre ma manière de l'employer dans ce cas.

Le 10 décembre 1869, à une heure de l'après-midi, je fais ma première visite à Charrins, 20 ans, ouvrier tanneur, fils de cultivateurs bien portants, élevé à la campagne, d'une bonne santé habituelle, ayant été dans son enfance vacciné avec succès. Il est au onzième jour d'une variole qui, dès le début, a causé au malade beaucoup d'agitation et lui a ôté le sommeil. Depuis plusieurs jours Charrins est sans connaissance; son père et sa mère, venus de la campagne pour lui donner des soins, n'en sont pas connus, et il rend, dans son lit, urines et fécès. Sa respiration est fréquente, laborieuse; il est oppressé. Bien que son cou soit énormément enflé, on voit les carotides battre avec violence et vite.

Le visage de Charrins est monstrueux de proportions et de difformité. Cette masse est recouverte comme d'une membrane couenneuse, épaisse, sèche et d'un blanc sale. tant les pustules y sont confluentes. Le bonnet du malade s'enfonce dans cette membrane qui, sur le front, s'élève en bourrelet au-dessus du bord de cette coiffure. Je la soulève sur un point et j'enlève dans les mêmes proportions un lambeau de la membrane et le sang coule. Je l'essuie et le derme m'apparaît sanglant. Enfin, procédant avec précaution et employant l'huile d'olive, j'arrive à détacher ce bonnet sans de nouveaux dégâts. — Sur toute l'étendue des téguments, les pustules sont réunies par groupes. Il est des pustules qui sont ponctuées de noir, d'autres qui sont brunes et d'autres qui contiennent du sang. La variole que j'ai sous les yeux est des plus graves. Les médecins qui ont traité le malade, croyant sa mort prochaine ont cessé de le visiter; enfin, le malade a été administré. Cependant j'attaque cette variole par la feuille de chou !

J'en applique sur le front, les yeux et les joues, sur les épaules, la poitrine et au cou; j'en applique sur les extrémités supérieures et inférieures. Je recouvre ces feuilles des lambeaux qui me tombent sous la main et je les fixe avec des liens de pareille valeur; je me hâtais. Je termine par les membres pelviens, ce pansement qui dure près d'une heure. Soulevant alors l'extrémité d'une feuille qui est appliquée sur la figure de Charins, je fais voir aux assistants que déjà de la sérosité s'en écoule : on la voit se glisser à gouttes pressées.

A 5 heures, tout l'appareil était inondé d'une sérosité fétide, je l'enlève; je lave à l'eau tiède et j'applique de nouvelles feuilles. A 10 heures, même état de l'appareil; je le renouvelle comme à 5 heures.

Cependant l'état du malade ne paraît pas s'être amélioré; au contraire. la respiration est plus courte, plus anxieuse; je crains que le malade ne succombe dans la nuit et que la malveillance ou la bêtise n'en accuse la feuille de chou. Pour me mettre à l'abri de toute critique je prescris la potion suivante, sans compter en rien sur son efficacité :

Rp. Eau de laitue,   60 grammes,
    Eau de mélisse,   60 grammes.
    Sulfate de morphine,   3 centigrammes.
    Acide phénique,   5 gouttes.
    Sirop diacode,   30 grammes.

A prendre par cuillerées à bouche toutes les heures.

Mes craintes ne se réalisent pas et le 11, à cinq heures du matin, je trouve Charrins vivant et dans le même état que la veille. Je procède à son pansement; je le fais encore deux fois dans la journée, et une quatrième à 10 heures du soir. En ce moment je constate une grande amélioration chez Charrins: sa figure désenfle, il peut entrouvrir les yeux. Pendant l'application des feuilles sur son visage, il s'endort d'un sommeil paisible; le pansement des jambes ne le réveille pas. Il dort bien dans la nuit, demande le vase et délire peu.

Dans la journée du 12, la suppuration ayant la même abondance et la même fétidité, je procède aux quatre pansements habituels. Au dernier, à celui de 10 heures du soir, Charrins se plaint, pour la première fois, de la fétidité de la suppuration. Il réclame des aliments. On lui donne un bouillon et, après l'avoir absorbé, il s'endort paisiblement. — Il a fini sa potion; elle a duré près de quarante-huit heures. On n'y reviendra pas. — Le délire a cessé.

Le 13, un résultat favorable du traitement de Charrins n'est plus douteux ; il serait inutile désormais d'en rapporter les détails. J'en signalerai seulement quelques circonstances propres à faire ressortir l'efficacité de la feuille de chou dans la variole.

Le 13, Charrins se réveille avec une forte ophthalmie. J'applique sur ses yeux des rondelles de feuilles de chou qui sont maintenues en place par les feuilles dont je recouvre la figure. Ces applications sont continuées et sans autre traitement; cette ophthalmie est guérie, le 24 mai suivant.

Les mains, les doigts où les feuilles ont été mal appliquées, sont très enflés, douloureux ; les pustules y sont entières ; la suppuration n'y est pas établie. Le même jour je les enveloppe de bandelettes de demi-feuilles et dans la journée la suppuration s'établit, les pustules se déchirent et les douleurs cessent.

Le nez, la lèvre supérieure, le menton, qui ont été privés de feuilles, sont enflés, douloureux, couverts d'une croûte noirâtre, sèche, épaisse, et font contraste avec les autres régions du visage. Celles-ci sont désenflées, dépouillées de leur membrane et rosées; elles sécrètent peu et causent de bien légères douleurs. Le 14, j'applique des lambeaux de feuilles, que je maintiens, sur le nez à l'aide d'un étai, sur la lèvre et le menton à l'aide d'un bandage approprié. Ces derniers points, le 24 décembre, étaient seuls malades et seuls on les recouvrait de feuilles. Ils s'étaient ulcérés sous les croûtes; c'est ce qui explique la lenteur de la guérison.

Le 15, les pustules sur l'abdomen étaient converties en croûtes brunâtres; elles n'ont pas suppuré. Celle des cous-de-pied ont pris un aspect cristallin et ressortent sur la peau comme un grain de café moka. A la plante des pieds les pustules ont leurs places marquées par des points brunâtres ; il n'y a ni enflure ni douleur. Charrins a repris le sommeil et l'appétit ; les forces lui reviennent et ce jour, 15 décembre, le seizième d'une variole confluente, le cinquième du traitement par les feuilles de chou, Charrins, dont la figure en est couverte et qui ressemblent à un fantôme, se lève, va s'asseoir près du feu, sans en souffrir, sans en être incommodé

Le 15 janvier 1870, il allait achever sa convalescence à la campagne, chez ses parents,

Encore une guérison vraiment merveilleuse et que la feuille de chou seule pouvait réaliser. J'en ai d'autres d'une égale valeur. En présence d'une variole aussi grave que celle de Charrins, que peut la science, sinon proclamer son impuissance et l'incurabilité de la maladie ? Et avec la feuille de chou la guérison en est sûre, prompte, avec grande diminution des douleurs, sans reliquats internes, bronchites ou tubercules ; sans reliquats externes, ophthalmie, ulcères, engorgements glandulaires, altération dans les traits, etc.

Ma confiance en la feuille de chou dans le traitement de la variole est si bien établie que cette maladie s'étant déclarée au grand séminaire de Romans, et plusieurs élèves l'ayant contractée à un degré violent, je n'en conçus aucune inquiétude ; maîtres et élèves partagèrent ma sécurité ; les cours se firent comme dans les temps ordinaires. Chose étonnante ! Ces jeunes gens en général si pusillanimes se veillaient entre eux, s'appliquaient des feuilles de chou et en suivaient les effets.

Vertige.

Traitement par la feuille de chou. — GUÉRISON.

Mᵐᵉ Murlet, tempérament nervoso-sanguin, 46 ans, douze

fois mère, faisant le commerce de la boulangerie, a eu bien
des vicissitudes. Le 11 mai 1877, elle s'adresse à moi pour
une maladie datant d'un an et dont voici les principaux
symptômes : douleurs de tête, vertiges, oubli complet de
l'action du moment, souvent ne voyant pas son chemin et
devant se faire conduire, portée à la colère, craignant de
prendre une attaque ou de perdre la raison, éprouvant des
spasmes qui s'élèvent des pieds à la gorge et la menacent
de suffocation, ayant les membres inférieurs glacés, etc.

Je conseille à cette malade de s'envelopper les jambes
de feuilles, de répéter matin et soir cette opération. Deux
heures après la première application de la feuille de chou,
ses jambes sont brûlantes, et bientôt tous les autres symptômes diminuent, puis disparaissent en moins de trois semaines par ce genre de médication. En juillet suivant, la
guérison s'était maintenue.

Zona.

M. Meissonnier, 50 ans, ancien miltaire, maintenant
dans l'industrie, sujet à la migraine, aux douleurs rhumatismales et à une névropathie intestinale, éprouvait depuis
quelques jours des malaises et des frissons, quand le 17 décembre 1871, il ressentit de vives douleurs au côté droit.
Le 22 suivant, je le visitai pour la première fois ; voici les
symptômes qu'il me présenta :

Tête pesante et douloureuse, figure abattue, langue saburrale, bouche mauvaise, perte du sommeil et de l'appétit ;
au côté droit, douleurs brûlantes, lancinantes, causées par
une bande de vésicules brunâtres, groupées et reposant sur
un fond rouge. Cette bande, large de 2 à 4 centimètres,
embrasse le côté droit du thorax. Le malade a la peau
chaude et le pouls fréquent.

Je lui conseille l'eau de veau et j'applique des bandes de

feuilles de chou sur son zona Ces bandes dépassent la lésion dans tous les sens, excepté en avant où j'en laisse
15 centimètres à découvert. Ce sera un moyen de comparer
les pustules couvertes de feuilles et celles qui ne le sont
pas. Cette précaution plait au malade qui n'a pas foi entière
dans le traitement.

Ce pansement est pratiqué dans la matinée. Une heure
après, le malade éprouve du soulagement dans les pustules
couvertes de feuilles tandis que les douleurs continuent
dans les autres. Au pansement du soir, l'expérience étant
faite, des feuilles sont appliquées sur toute l'étendue du
zona.

Deux jours après, le 24, les douleurs brûlantes ont cessé
et les douleurs lancinantes reviennent à de longs intervalles. Le malade dort et reprend l'appétit. Quelques jours
plus tard, les pustules sont desséchées et indolores, deux
exceptées qui se sont ulcérées mais qui sont entièrement
cicatrisées, le 8 janvier suivant.

M. Meissonnier, après la guérison de son zona, n'a point
ressenti les douleurs nerveuses qui en sont la suite ordinaire.

Je vais transcrire ici quelques lettres adressées, les deux premières à l'ancien éditeur de la Notice, les autres à son auteur. Ces lettres témoignent de l'efficacité de la feuille de chou ; et, bien mieux, elles la montrent curative dans des affections où son efficacité avait paru douteuse.

1re LETTRE.

« Epernay, le 23 juin 1877.

» Monsieur,

» J'ai obtenu de si étonnants résultats de la feuille de chou, depuis un mois, dans sept cas différents, dont un de la dernière gravité et quasi désespéré, que je considère comme un devoir d'humanité de vulgariser la découverte du docteur Blanc.

» Je vous prie donc de m'envoyer six nouveaux exemplaires de sa Notice sur la feuille de chou.

» Agréez, Monsieur, l'assurance de ma considération distinguée,

» Ch. Camus,

‹ Inspecteur des forêts, à Epernay (Marne). »

2o LETTRE.

« Pierry le 22 novembre 1877.

» Depuis plusieurs mois que je fais appliquer la feuille de chou dont je propage l'emploi autour de moi, beaucoup de résultats excellents, spécialement pour douleurs rhumatismales, engorgements des articulations, pansements des plaies, etc.

» Veuillez rendre à M. le docteur Blanc ce témoignage, lui dire que quelques médecins commencent à suivre ses cures et à prescrire la feuille de chou ; et le remercier du service rendu à l'humanité par la remise en honneur et en notoriété du précieux végétal.

» Agréez..., etc.   « DEULLINS. »

3ᵉ LETTRE.

« Monsieur le Docteur,

» Je crois vous faire plaisir en venant vous faire part des merveilleux effets que la feuille de chou produit aussi à Nantes.

» Un petit enfant de 23 mois avait sur le dessus de la jambe gauche une plaie qui laissait apercevoir l'os. Des médecins le soignaient depuis plusieurs mois, lorsqu'en juillet dernier l'un d'eux déclara qu'il craignait la gangrène, et que le seul moyen de sauver l'enfant c'était de lui faire l'amputation. La mère me fit part de cette décision. Alors je lui conseillai l'emploi de la feuille de chou. Peu de temps après la mère m'amena son enfant : elle rayonnait de joie: elle me dit : il va guérir; il mange et dort bien. Elle me fit voir aussi la plaie. J'avoue que je reculai d'horreur en la voyant. Oh! me dit de suite la mère : elle est en bon état maintenant; si vous l'aviez vue avant l'application des feuilles de chou! Maintenant ce petit garçon cause une grande joie à ses parents, il court comme un petit rat, il est guéri.

» Voici une autre guérison, Monsieur. Un homme d'une cinquantaine d'années avait depuis plusieurs années, à la cheville du pied, une plaie qu'il ne pouvait guérir malgré les consultations des médecins et les remèdes qu'ils lui ordonnaient. Je l'engageai à se servir de la feuille de chou et lui aussi est guéri. La sœur de cet homme a eu au sein une plaie que l'on regardait comme un cancer, car le bout du sein était prêt à tomber. Son frère lui a conseillé l'emploi de la feuille de chou. Depuis qu'elle s'en sert ses douleurs ont cessé : de plus elle est en bonne voie de guérison.

» J'oubliais de vous faire part de la grande amélioration de santé chez une religieuse de notre communauté. Elle est âgée de plus de cinquante ans et souffrait depuis longtemps de la poitrine, ce qui l'empêchait même de remplir ses fonctions de sacristine et de chanter au chœur. Le médecin après lui avoir donné tous ses soins, déclara qu'elle pouvait végéter quelque temps encore, mais qu'il n'y avait guère à espérer. Je l'ai engagée à employer la feuille de chou. Maintenant elle tousse et souffre peu ; elle a même repris l'emploi de sacristine.

» Nantes le 8 novembre 1876.

» MERCIER. »

4e LETTRE.

» Monsieur le Docteur,

» Je vous prie de m'envoyer six Notices, Je regrette de n'être pas riche ; je vous prierais d'en envoyer des centaines afin de les répandre partout dans l'intérêt de l'humanité souffrante. On vient encore d'obtenir une belle guérison par la feuille de chou.

» Une enfant sortant de chez sa nourrice, avait au-dessous de l'oreille gauche jusqu'à l'épaule du même côté, trois grosses glandes, dont l'une, du volume d'un œuf. Les médecins déclarent que ces glandes sont scrofuleuses et qu'il faudrait beaucoup de temps pour en obtenir la guérison. La pauvre mère était désolée ; je lui ai remis une Notice, l'engageant à la lire attentivement. Elle s'est mise résolument à appliquer des feuilles et l'enfant est guéri. Ce traitement n'a pas duré plus de trois mois.

» Agréez..., etc.

» MERCIER.

» Nantes, Grande Providence, 19. »

5ᵉ LETTRE.

Bourges, le 21 septembre 1877.

Monsieur le chanoine d'Aubilly m'écrivait à cette date :

« Le mauvais temps m'empêche d'aller à la Salette et de vous voir en passant. Je le regrette vivement, Monsieur. J'aurais été heureux de vous dire de vive voix combien votre ouvrage a été apprécié ici et combien de cures ont été obtenues ; des panaris, des eczémas, dartres, furoncles, névralgies, etc., ont été guéris en peu de temps. — Dernièrement, un bonne sœur me disait qu'elle avait guéri une petite fille de douze ans d'une tumeur froide, déclarée incurable par les médecins. — Moi-même, j'avais un eczéma à la lèvre supérieure. Tous les médecins de la capitale, que j'avais pu consulter, n'avaient pu arrêter le mal. Le dernier, M. Hilairet, qui m'avait conseillé d'entrer à l'hospice Saint-Louis pour me traiter lui-même, avait fini par me dire que tous les remèdes étaient inutiles, et que le mal finirait par me ronger la figure, lorsqu'au mois de mai dernier, j'eus le bonheur de rencontrer par hasard votre excellente Notice. J'ai appliqué aussitôt la feuille de chou, la nuit seulement et le jour quand j'étais seul dans ma chambre, et maintenant je suis à peu près guéri, le mal est à peine apparent. Soyez donc, Monsieur, mille fois remercié, etc.

» DAUBILLY,
» chanoine honoraire à Bourges. »

6ᵉ LETTRE.

« Nantes, le 30 mars 1878, rue de Paris, 69.

» Monsieur et très honoré confrère,

« J'ai lu avec le plus vif intérêt votre Notice sur les propriétés médicinales de la feuille de chou, et je l'ai employée, d'après vos principes, sur divers malades affectés, soit de plaies gangreneuses, soit de douleurs rhumatismales, soit de céphalées rebelles et j'en ai obtenu souvent de bons résultats, — Envoyez-moi six exemplaires de votre Notice.

» Veuillez agréer, etc.

» Eugène Thiébaut,
» docteur en médecine. »

7e LETTRE.

« Nantes, le 3 avril 1880.

» Des guérisons obtenues à Nantes et ailleurs, je vais vous en citer quelques-unes :

1re *Guérison.* — L'été dernier, une demoiselle de l'Ile-et-Vilaine, venait d'arriver chez une amie, habitant une propriété près de la Vendée, quand elle reçut une dépêche, lui disant que, si elle voulait revoir sa nièce avant sa mort, elle revînt en toute hâte. Elle part, et à son arrivée, trouve sa famille dans la désolation, l'enfant était à l'agonie ; le médecin l'avait abandonnée. La tante fait appeler le médecin, il s'excuse d'avoir abandonné l'enfant parce qu'elle est perdue. « Dès lors, répartit la tante, puisque la science ne peut rien pour ma nièce, je puis la traiter à ma guise, même par des feuilles de chou. » Le médecin répond affirmativement. Aussitôt on enveloppe l'enfant de feuilles de chou des pieds à la tête. Point de changement la première nuit. On continue néanmoins l'application des feuilles. Huit jours après, la malade était en pleine convalescence et, après quinze jours de ce traitement, elle était complètement guérie. — On l'a appelée petite perdrix aux choux.

2me *Guérison.* — Une jeune dame s'étant fait, dans sa dernière couche, une déchirure intérieure, le médecin l'a brûlée douze fois sans obtenir de guérison. Elle souffrait énormément, assise, debout, couchée. Elle s'est rappelée ce que je lui avais dit de la feuille de chou ; elle s'en est appliqué. Les feuilles ont fait sortir du pus et du sang pourri. Quinze jours de ces applications ont suffi à sa guérison.

3me *Guérison.* — Une petite fille de 2 ans avait une glande sur le cou, une autre au-dessous de l'épaule gauche et une troisième sous l'aisselle. Les médecins dirent à la mère que ces glandes étaient scrofuleuses et qu'elles seraient très longues à guérir. Une dame à qui j'avais parlé de la feuille de chou et qui en avait connu ensuite l'efficacité, lui conseilla d'en appliquer sur les glandes de son enfant, trois mois après elles étaient guéries sans cicatrice.

» J'aurais encore, Monsieur, bien d'autres guérisons à vous citer, mais j'en reste là pour cette fois. »

» Veuillez, Monsieur, etc.

» Mercier. »

8e LETTRE.

Au milieu d'éloges enthousiastes, M. Royer, instituteur à Lyon, rue Saint-Jean, 68, me raconte quel service lui a rendu ma Notice, grâce à laquelle il a guéri en trente-six heures d'une affection qui, 2 ans auparavant, l'avait retenu trois semaines au lit. Voici comment il raconte sa maladie et sa guérison :

« Le 9 mars 1879, j'avais fait des courses peut-être exagérées. Le soir, j'éprouve des douleurs lancinantes dans le talon gauche. Je me mets au lit, avec l'espérance que le repos me soulagerait, et la nuit fut mauvaise. Le lendemain, je ne pus me porter sur le pied malade. Ma femme me le frictionna avec de l'eau-de-vie camphrée, me faisant souffrir en proportion du zèle qu'elle mettait à cette opération. Le soir, on me communiqua votre brochure et, rempli

de confiance, je m'applique des feuilles à 10 heures. Ma
nuit fut bonne. Cependant l'enflure du pied avait augmenté.
Elle augmente encore dans la journée, mais pas de souffrances. Le 11 au soir, je fais une nouvelle application et
le 12, au matin, douleur et enflure, tout avait disparu. J'ai
encore, par précaution, continué mes applications pendant
deux jours. En voilà huit qu'elles sont suspendues et mon
mal ne s'est pas représenté.

» Veuillez agréer, etc.   » ROYER,
                                        » Instituteur. »

<h2 style="text-align:center">9e LETTRE.</h2>

M. Colette, rue Sainte-Marie, à Romans, m'écrivant à la
date du 15 janvier 1878, après m'avoir décerné force éloges
et félicitations à propos de ma Notice, me disait :

« Je suis un de vos obligés pour la guérison de ma femme,
qui, depuis 12 ans, n'entendait absolument rien de son
oreille droite. Elle a introduit dans le tuyau de cette oreille,
plusieurs fois par jour, de petits lambeaux de feuille de
chou. On les retirait souillés d'un peu d'humeur roussâtre,
bistrée. Cette sécrétion a duré plusieurs mois, puis elle s'est
tarie, les feuilles se desséchaient dans l'oreille, mais alors
elle était guérie de sa surdité; elle n'a pas reparu depuis
18 mois. »

» Je suis, etc.   » COLETTE. »

<h2 style="text-align:center">10e LETTRE.</h2>

Le 26 avril 1880, Mademoiselle Suzanne Thiébaut adressait de Thonon (Savoie), à M. d'Orival à Besançon, une
lettre d'où j'extrais ce qui suit :

« Mon cher oncle,

» Encore un triomphe de la feuille de chou ! Je m'em-
presse de venir vous le signaler.

» Une jeune fille, la fille de la tailleuse de maman, souffrait cruellement des yeux depuis fort longtemps. Elle les avait très rouges et ne pouvait s'en servir. M. Recordon, l'oculiste de Lausanne, chez qui elle faisait de longues et coûteuses séances, à bout d'expériences, voulait lui arracher un à un tous les cils, supposant que la maladie était dans leurs racines. « Ne laissez pas faire cela, dit maman à sa tailleuse, tout en lui indiquant la fameuse feuille. » La jeune fille en mit le soir sur ses yeux, et fut d'abord soulagée ; puis les douleurs se calmèrent ; au bout de quelques jours elle reprit son travail, et continue d'aller beaucoup mieux. »

11e LETTRE.

Sœur Elisabeth de Saint-Vincent-de-Paul, à l'hôpital du Val-de-Grâce, à Paris, m'écrivant à propos de sa sœur, qui est atteinte d'un cancer non opérable, me disait que les douleurs, sous la feuille de chou, étaient très-supportables et, dans une autre lettre du 22 mai, elle me faisait cette communication :

» Depuis que j'ai eu connaissance de votre Notice, j'ai appris une cure merveilleuse opérée par la feuille de chou. Une jeune fille perdue dans les neiges, sur une des crêtes du Jura, fut trouvée gelée et fut transportée dans un de nos Etablissements. Elle a été guérie par des applications de feuilles de chou. Le médecin qui l'a traitée est M. le docteur Guillermet, maire du village de Saint-Germain-en-Joux (Ain). Pas d'autres détails. »

12e LETTRE.

« Saint-Etienne (Haute-Loire), le 2 janvier 1881.

» Monsieur le Docteur,

» J'aurais à vous raconter plusieurs guérisons opérées

12

par la feuille de chou ; je suis toujours enchantée des merveilles obtenues.

» D'abord je puis vous parler de ma propre expérience. Je me suis appliquée une petite mouche pour une grosse douleur au genou gauche ; après et à la suite de fatigues, survint une enflure assez considérable pour faire croire à deux médecins que je consultais, qu'il faudrait faire une incision : ils croyaient qu'un dépôt était certain. Ce fut alors que j'employai la feuille de chou avec persistance, et au bout de quinze jours, cette tumeur disparut complètement, au grand étonnement des docteurs. Bien plus, ce genou, qui était douloureux de temps à autre, n'est plus atteint aussi fréquemment et je n'y éprouve pas la même gêne.

» L'autre guérison opérée par la feuille de chou, c'est la petite fille d'une parente, qui a été très heureuse de mon conseil et qui, aujourd'hui exalte les feuilles de chou. Son enfant, âgée de six mois, avait au front une tumeur assez apparente Elle avait, jusque-là, fait des applications émollientes sans succès. Je lui fais appliquer des feuilles de chou bien vertes (nous étions à la campagne), et en cinq à six jours elles obtiennent une entière guérison.

» ANAIS R.-B.,
Rue de la Bourse, 31.

13ᵉ LETTRE.

« Grenoble, 4 mars 1881.

» Monsieur,

» Au commencement de février, j'allais vous écrire, lorsque Mathilde Caillat prit une fluxion de poitrine qui s'annonçait bien mal. Ma cousine, sa mère, était inquiète, le médecin ne disait grand'chose, lorsque je lui ai conseillé l'application des choux. Elle m'a laissé faire pour la première fois le pansement et quelques heures après la jeune

fille s'est trouvée soulagée. Le troisième jour, elle était beaucoup mieux ; le quatrième, la fluxion avait disparu : il ne
lui a plus fallu que chaleur et repos pour achever de se remettre. M. Caillat son père, en était extasié. — Lui-même
avait un vieux mauvais rhume dont il ne pouvait se débarrasser. Je l'ai engagé à essayer les feuilles de chou sur les
reins et la poitrine et, au bout de quelques jours de traitement, le rhume a disparu complètement.

» Veuillez, etc.

» Elisa RIVOIRE, »
Place des Cordeliers, 1.

14º LETTRE.

L'auteur de la lettre nº 5, à qui la feuille de chou avait
rendu un grand service et qui avait été témoin de cures remarquables, m'écrivait, le 7 septembre 1881 :

« Je désire que vos Notices se répandent partout, même
dans les pays étrangers, même dans les pays des missions.
Elles pourraient être très utiles à nos missionnaires et à
leurs néophytes... Aussi j'en ai déjà envoyé au loin, dans la
Chine et dans l'Océanie...

» Vous avez donc rendu un grand service à l'humanité
et j'espère que vous en serez récompensé, etc

15º LETTRE.

« Paris, le 29 mars 1882.

» Monsieur le Docteur,

» Depuis le 30 novembre dernier, je suis aux prises avec
une bronchite qu'on peut, sans témérité, qualifier de chronique ; j'ajoute qu'à mon opinion elle est quelque peu agré-
mentée d'asthme ! Or, vous le savez, l'esprit s'assombrit
lorsqu'il faut tousser sans cesse, expectorer de vilaines

choses, subir des intermittences d'oppression, d'étouffement, entendre sa respiration accompagnée d'une musique sibilante qui ne tarde pas à agacer, etc.

» Mes dispositions n'étaient donc pas émaillées de gaîté lorsque, le jeudi 23 mars, mon rhumatisme, vieil importun de 15 ans, s'est réveillé et, après avoir visité ma poitrine en despote, est venu me mordre le cœur, légèrement d'abord, mais petit à petit la gêne a fait place à la souffrance. J'avais passé une fort mauvaise nuit dans cette situation. La journée du vendredi ne fut pas meilleure ; la nuit du vendredi au samedi fut pire !

» C'est dans ces circonstances que m'est arrivé le sauvetage sous forme de votre excellente Notice (3ᵉ édition). J'ai lu et aussitôt j'ai fait connaissance intime avec la feuille de chou. Six heures après, mon rhumatisme abandonnait le cœur pour une destination qui m'est encore inconnue ! ! !

» C'est là un succès incontestable, dont tout l'honneur vous revient. Puissent mes humbles remerciements être les précurseurs de la haute récompense qui vous est due comme bienfaiteur de l'humanité.

» J'ai continué scrupuleusement les pansements matin et soir, pour ma bronchite, et je consigne, par écrit, mes observations de chaque jour. Elles pourront avoir quelque intérêt. Je poursuis la guérison et, en attendant, je constate une grande amélioration : ma respiration est plus franche, mes râles sibilants ont disparu ; mes accès de toux diminuent ; mes expectorations, jadis fréquentes, le sont beaucoup moins et de moindre importance. Arriverai-je à la cure radicale ? Il y a lieu de l'espérer.

» C'est le temps qui répondra souverainement à cette question.

» ... Pendant 600 ans, le chou avait fait tous les frais de médecine chez les Romains. Je crois qu'il n'est jamais tombé dans un oubli absolu. Je connais une personne de

70 ans qui m'assure avoir été, dans ses jeunes années, guérie de la teigne par l'application des feuilles de chou.

Mais le chou est un roturier qui sera longtemps dédaigné par nos savants. — Je vous adresse mes plus chaleureuses félicitations pour avoir découvert les multiples et précieuses qualités de cette plante. J'ai regret de vous voir fixé à Besançon, quand votre place bien marquée est à Paris. Que serait devenu Parmentier avec son précieux tubercule, s'il avait planté sa tante sur les rives tranquilles du Doubs ?

» Veuillez, etc.

> » FALGAS,
> 4, rue du Pont-Louis-Philippe.

16e LETTRE.

Vers le 15 février 1882, j'adressai, sur sa demande, à Carcassonne, où il allait prêcher une station de Carême, ma Notice au R. P. Ladislas, prêtre capucin. Trois semaines après, ce religieux m'écrivait :

« On m'arrache votre brochure. Les guérisons que je viens d'opérer par la feuille de chou sont si étonnantes, qu'on veut, coûte que coûte, de nouvelles brochures. — Le chou, dites-vous, est la médecine des pauvres. Les riches ne la dédaignent pas. La femme d'un banquier vient d'être soulagée de terribles névralgies. M. le curé de la cathédrale est en voie de guérison d'une bronchite chronique, et, pour mon compte, je suis délivré de terribles migraines que la composition de mes sermons m'avait occasionnées ; maintenant j'en suis maître. »

17e LETTRE.

« Paris, le 7 juin 1882.

» Monsieur,

» Votre brochure sur les propriétés médicinales de la

12.

feuille de chou m'a inspiré tout d'abord un vif intérêt... puis, convaincu, j'ai usé avec un plein succès de ce remède pour me débarrasser en trente-six heures d'un très violent rhume de cerveau, indisposition qui, par ses suites, prend pour moi presque le caractère d'une maladie longue et fatigante.

» Cette guérison si rapide et d'autres beaucoup plus importantes, dues aussi à la feuille de chou et dont j'ai eu connaissance, telles que celle de Mme Ugalde, artiste lyrique, guérie, m'a-t-on dit, d'un ulcère à la jambe, et celle d'une sciatique réputée incurable, m'ont rempli de confiance dans la plante dont vous savez tirer un si merveilleux parti. Aussi viens-je vous consulter pour un cas grave qui me semble avoir de l'analogie avec ceux que vous avez observés et guéris. »

M. Frosté, c'est le nom du signataire de cette lettre, veut parler de sa fille qui, âgée de 24 ans, mariée depuis deux ans, a eu, en avril 1882, un accouchement excessivement laborieux, lequel a laissé des suites fort graves, entre autres une phlébite à la jambe gauche. Traitée par les moyens ordinaires, cette phlébite n'est point complètement guérie, me dit M. Frosté, elle permet quelques exercices dans la maison, mais le membre est toujours douloureux et enflé, etc.

Le 18 octobre 1882, M. Frosté, que j'avais prié de me donner des nouvelles de sa fille, me répond : « Le succès, suivant moi, a été complet là où le traitement par les feuilles a été appliqué. La jambe, qui avait conservé une forte enflure et qui était toujours douloureuse à la suite de la phlébite, est guérie. »

> Frosté,
à l'Hôtel des Monnaies, quai Conti.

18e LETTRE.

A la date du 11 décembre 1882, on m'écrit de Nantes :

» Il y a deux mois qu'une dame me fit voir son sein

gauche; il était entouré d'un bourrelet de chair très dur ; je lui conseillai des applications de feuilles de chou, elle y consentit. Dix jours après, le bourrelet avait beaucoup diminué, mais je découvris une glande très dure, indolore, du volume d'un jaune d'œuf. Ayant lu dans votre Notice que, dans ce cas, vous faisiez faire des frictions avec la pommade de cigüe et d'iodure de potassium ; j'en ai fait faire avant l'application des feuilles. Maintenant le bourrelet a disparu complètement et la glande est grosse comme une noisette seulement. Un bon médecin, parent de la malade, a dit de continuer.

» Veuillez, etc. » M. MERCIER. »

Quoi qu'il en soit, disais-je, dans les premières éditions, en l'état, la feuille de chou est sans rivale dans le traitement du phlegmon, de l'anthrax, du panaris et des inflammations furonculeuses, quand surtout une issue est donnée à la suppuration ;

Elle est sans rivale dans le traitement des exanthèmes cutanés, la variole, la rougeole, la scarlatine, l'urticaire, le zona ;

Elle est sans rivale dans le traitement des pustules, des vésicules, quelle qu'en soit la nature et qu'elles soient ou non suivies d'ulcérations ;

Elle est sans rivale dans le traitement de l'acné, de l'eczéma et d'autres affections dartreuses (1) ;

Elle est sans rivale dans le traitement des teignes non parasitaires ;

(1) M⁰⁰ Tourey, rue Rivotte, 18, à Besançon, a été, en 1880, guérie en trois mois d'un eczéma à la figure, datant de 5 ans et ayant résisté à de nombreux traitements, et Mᶠᶠ Jacob, rue Rivotte, 30, a été guérie de la même affection dans les premiers mois de 1881. Dans ce dernier cas, aucun traitement n'avait été suivi jusqu'alors.

Elle est sans rivale dans le traitement de l'érysipèle phlegmoneux, gangreneux, traumatique.

Je la crois sans rivale dans l'inflammation des capillaires, des vaisseaux et des ganglions lymphatiques ;

Elle est sans rivale dans le traitement de la *phlegmasia alba dolens;*

Elle est sans rivale dans le traitement de la phlébite ;

Elle est sans rivale dans le traitement des plaies et des blessures virulentes, d'où l'on peut conclure à son efficacité contre la morsure des ophidiens ;

Je la crois sans rivale dans le traitement de la nécrose et des tumeurs suspectes ;

Elle est sans rivale dans le traitement de la gangrène ;

Elle est sans rivale dans le traitement des syphilides ;

Elle est sans rivale dans le traitement des ulcères ;

Elle est sans rivale dans le traitement des plaies très douloureuses et des plaies à large surface ; dans le premiers cas elle prévient le tétanos et, dans le second, elle empêcherait la résorption purulente ;

Elle est sans rivale dans le traitement des ulcérations et des gerçures aux seins des nourrices ;

Elle est sans rivale pour obtenir de parfaites cicatrices.

La feuille de chou ayant la propriété de rétablir, chez l'homme souffrant, la température à son degré normal, soit en l'abaissant, soit en l'élevant, elle sera, mais largement appliquée et à toutes leurs périodes, d'une immense utilité contre la fièvre pernicieuse et la fièvre intermittente ; elle aura une égale utilité dans le traitement de la fièvre typhoïde et de l'éclampsie où le degré de chaleur en mesure la gravité. Déjà l'expérience a prononcé.

La feuille est sans rivale dans le traitement de la fièvre miliaire et de la fièvre puerpérale.

Je la crois douée d'une efficacité incomparable dans les

névralgies faciales et sus-orbitaires, dans les névralgies dentaires.

Elle a suffi seule à la guérison d'une sciatique, au témoignage de M. d'Hageruë, de Saint-Donat. Entre mes mains, elle n'aurait été qu'un auxiliaire fort utile dans le traitement de cette maladie.

Elle est sans rivale dans la céphalée et la céphalalgie, que cette dernière affection soit sympathique ou idiopathique ; souvent elle soulage et guérit de la migraine.

Elle est fort utile dans le traitement du rhumatisme, des douleurs rhumatoïdes, des douleurs musculaires et articulaires qui compliquent les fièvres ; elle promet de l'être contre la goutte.

Elle a été curative dans un cas de diabète sucré.

Elle a été curative dans une affection de l'utérus simulant le squirrhe.

Elle a été curative dans un cas d'ozène.

Elle a été fort utile, sinon curative, dans un cas d'hystérie.

J'ai lieu de croire qu'elle serait également utile contre d'autres névroses, la catalepsie et l'épilepsie, par exemple.

Appliquée sur le front, sur la poitrine, la feuille abrège ou fait avorter, dans le premier cas, le coryza, dans le second, la bronchite : l'expérience en a été faite. La feuille a soulagé immédiatement puis guéri bien vite un cas d'hémorrhoïdes fort douloureuses.

Elle est sans rivale dans le traitement des ophthalmies ayant pour cause un exanthème cutané.

Elle a guéri un cas d'aphonie datant de quinze ans.

Elle a guéri un cas de surdité.

Elle a été très utile contre un asthme fort grave.

Elle est curative de la bronchite chronique.

Elle paraîtrait avoir arrêté la marche et la dégénérescence dans une tumeur abdominale de nature suspecte.

Elle a été curative dans un cas de fongus (Montassu) et d'une tumeur fongueuse (Rosalie Reynaud).

Des téguments altérés, boursouflés, hypertrophiés, ont recouvré leur texture normale sous la feuille de chou (Mingeon, Rosalie Reynaud).

La feuille a été utile dans un cas de paralysie et de contracture.

Elle a été curative dans un cas de paralysie; de nature rhumatismale probablement (Mme Chanat).

Ces affirmations en preuve de l'efficacité de la feuille de chou, répétées des premières éditions, se rapportent à différents genres de maladies et des plus graves. Je le comprends, il répugne d'y croire; il répugne d'attribuer à un misérable végétal des guérisons auxquelles l'art n'oserait prétendre. Et cependant depuis la seconde et la troisième édition, de nouvelles cures encore, les unes m'appartenant, les autres m'ayant été communiquées, et dont plusieurs résisteraient aux moyens que l'art de guérir emploie, m'autorisent à ajouter aux affirmations qui précèdent, de nouvelles affirmations.

Oui. La feuille de chou est sans rivale dans le traitement des plaies par armes à feu.

Elle est sans rivale dans le traitement des ulcères variqueux.

Elle est sans rivale contre les tumeurs blanches.

Elle est sans rivale dans le traitement, chez les enfants, des engorgements glandulaires de nature scrofuleuse.

Elle a guéri Mme John d'un ulcère de mauvaise nature.

Elle paraissait conduire à guérison l'affection carcinomateuse de Mme Loigerot, quand cette malade a succombé à une crise épileptiforme ; dans une circonstance elle a calmé les douleurs dans un cancer à l'œil, mais elle a échoué chez M. Troutot, rue du Petit-Battant.

Elle a guéri d'un eczéma *exedens* M. le chanoine X., à Bourges.

Elle a guéri d'un catarrhe de la vessie se compliquant de la névralgie de son col.

Elle a assuré la guérison d'une fluxion de poitrine et d'une bronchite capillaire désespérée, et, en quelques jours elle a guéri une bronchite chronique très ancienne.

Elle guérit les engelures ; elle a été curative dans un cas de congélation.

Elle a guéri d'une affection palpébrale qui avait résisté à de nombreux traitements et qu'un oculiste distingué, à bout de ressources, se proposait de combattre par l'extraction un à un de tous les cils.

Dans nn cas de brûlure, chez un jeune enfant, le pansement par la feuille a été peu douloureux ; on n'a pas eu à réprimer des bourgeons charnus par la cautérisation, opération fort douloureuse ; la guérison a été prompte et la cicatrice peu difforme.

Elle calme les douleurs du cœur et de ses enveloppes.

Elle guérit, je crois, les lésions organiques du cœur quand elles sont à leurs débuts ; en tout cas, elle en ralentit les palpitations.

Elle a guéri une hydropique menacée d'une mort prochaine, que l'on enveloppa de feuilles de chou sur les conseils de M. Offan, curé de Charmes, près de Romans, et qui administrait à cette malade les derniers sacrements.

———

L'inventaire des maladies où la feuille de chou est souveraine est déjà splendide, et cependant il peut encore augmenter chaque jour. Mais, tel qu'il est ici représenté, il place la feuille au-dessus, non d'un seul, mais de tous les remèdes dits héroïques dont se glorifie la matière médicale. Elle les dépasse tous et chacun d'eux dans sa spécialité :

par la sûreté de son action, par une guérison plus parfaite qu'elle procure en sortant de l'économie la cause prochaine des maladies, et par la courte durée des convalescences. Ces affirmations rencontreront bien des incrédules. J'en appelle à leur expérience personnelle. Ils croiront quand ils auront vu.

Dans cette Notice, la guérison des ulcères, quel qu'en ait été le siège, quelle qu'en ait été la nature, a été obtenue par le chou seul. Quand j'y ajoutais un remède interne ou externe, c'était, non pour en retirer un secours, mais pour tranquilliser le malade et prévenir une critique plus ou moins bienveillante.

Analyse de la feuille de chou, ses propriétés, son mode d'action.

On désirerait connaître, et cette curiosité est bien légitime, quel est, dans le chou, le principe de ses merveilleuses vertus, et c'est de la chimie qu'on attendrait la réponse. D'après Berzelius, le chou n'a pas été analysé complètement : son suc seul l'a été, et Schrader y a trouvé, sur cent parties : 0,63 de fécule verte, 0,29 d'albumine végétale, 0,05 de résine, 2,89 d'extrait gommeux, 2,84 d'extrait soluble dans l'eau et dans l'alcool. Ce suc contient encore du sulfate et du nitrate de potasse, du chlorure de potassium, du malate et du phosphate de chaux, des oxydes de fer et de manganèse. Enfin d'autres analyses ont démontré, dans le chou, la présence du soufre et d'un principe animal.

Eh bien ! aucun de ces principes, aucune de ces combinaisons ne saurait expliquer l'efficacité de la feuille de chou. Du reste, je l'ai employée à l'état naturel, sans préparation et sans addition. J'en enlève la grosse nervure et j'en écrase les petites. Ces précautions, prises dans le dessein de ne point fatiguer les surfaces malades, n'ajoutent absolument rien aux propriétés physiques et chimiques du crucifère.

Le chou contenant du soufre et des combinaisons azotées, j'attribuais à ces principes mes premiers succès, et, les ayant obtenus sur des ulcères, je les crus de nature herpétique. Mais ensuite, ayant étendu l'usage de la feuille à l'érysipèle et à des affections vésiculeuses et pustuleuses, et ayant observé qu'une abondante sécrétion ou suppuration précédait la guérison comme une cause précède son effet, j'en ai conclu que l'efficacité de la feuille résidait dans son avidité pour l'humidité et dans sa faculté d'en beaucoup absorber. Ces explications, après de nouvelles observations, ont cessé de me satisfaire ; voici pourquoi :

Dans le traitement d'une névralgie faciale, sus-orbitaire, dentaire, dans le traitement de la céphalée, etc., les premières applications de feuilles sont suivies d'une sécrétion de sérosité plus ou moins abondante qui, bientôt diminue dans les proportions de la maladie, puis disparaît avec elle. Que s'est-il donc passé dans les tissus? Car enfin les vaisseaux de tout calibre y servent toujours à la circulation des liquides, et l'avidité du chou pour l'humidité devrait continuer à s'exercer. Le contraire arrive cependant, et si l'on continue les applications, les feuilles se dessèchent.

Pourquoi ces différences ? Parce que la maladie étant guérie dès que sa cause prochaine, les principes viciés contenus dans les humeurs, ont été excrétés, les feuilles dont l'action n'est plus sollicitée, leur but, l'assainissement des humeurs, étant atteint, se dessèchent. Ainsi, pour m'expliquer l'action de la feuille de chou, j'ai dû, à l'exclusion de tout autre principe, admettre *qu'elle est douée d'affinité pour toute humeur viciée.* De là quelques conclusions qui sont l'expression des faits, du reste :

1° Pour agir, la feuille doit être en pleine jouissance de

13

la vie végétale. Plus elle est verte, mieux elle est nourrie, plus elle est efficace. Sèche elle est inactive.

2° Si la feuille conserve sa fraîcheur et sa couleur verte pendant douze heures d'application, elle est alors toujours utile et très souvent curative, soit qu'elle provoque une abondante suppuration ou sécrétion, soit que sécrétion ou suppuration paraissent nulles.

3° Si la feuille prend une couleur brunâtre, la suppuration, la sécrétion contient des principes d'une grande âcreté. L'utilité de la feuille n'en est que plus certaine.

4° Si la feuille jaunit, si elle se dessèche, si elle est flétrie, ou bien la maladie lui est réfractaire, ou elle est guérie par des applications précédentes.

J'en ai fait l'observation, la sécrétion et la suppuration, sous les feuilles, précèdent toute guérison ; elles en sont la condition nécessaire, sinon la cause. Deux autres phénomènes, opposés l'un à l'autre en apparence, méritent réflexion. En premier lieu les feuilles calment les douleurs que cause une affection, surtout quand elles sont excessives ; en second lieu elles en suscitent quand l'affection est indolente et atonique, et, dans le même moment, elles y réveillent une activité nécessaire à la guérison. Dans les deux cas, les feuilles agissent dans l'intérêt du malade et de sa guérison.

Comment s'opère la guérison de la gangrène et comment s'établit cette désorganisation.

A propos de la guérison, chez la mère Chanat, d'un doigt atteint de la gangrène à son début, j'avais pris l'engagement de décrire, après avoir analysé les symptômes que ce cas a présentés, comment s'établit cette désorganisation et comment, quand elle n'est pas entièrement consommée, la guérison s'en opère.

La plaie de la mère Chanat, on se le rappelle, siégeait à l'extrémité du doigt. Les deux premières phalanges, plus voisines de l'affection, étaient grisâtres et couvertes de phlyctènes. Le derme, sous la feuille, devint pâteux, puis s'exfolia et l'ulcère qui lui succéda se cicatrisa. L'altération, grâce au crucifère, s'était arrêtée et bornée à ce tissu.

La phalange métacarpienne était brunâtre, bien plus douloureuse que les deux autres; on n'y voyait pas de phlyctènes. Sous les feuilles la peau de cette phalange prit d'abord une couleur rougeâtre, tachetée de noir. Ces taches se rapetissant devinrent des points noirs. Ceux-ci disparaissant ensuite, la peau prit une teinte uniformément rouge; elle guérissait; la mort ne l'avait pas atteinte. Voici maintenant comment j'explique la formation de la gangrène.

Le sang, appelé sur un point par un principe irritant, vicié, spécifique, vénéneux, d'origine interne ou externe, s'y accumule, s'y extravase parce que les capillaires veineux et absorbants lui refusent leur entrée. Ce sang extravasé, cessant d'être soumis à la circulation et aux lois de la vie, noircit; il communique sa teinte aux t   us, les suffoque au lieu de les nourrir. Cette suffocation est plus ou moins lente à s'opérer.

Voici comment, d'après les mêmes faits, j'explique l'arrêt de la gangrène et la rentrée des tissus, s'ils ne sont pas encore suffoqués, sous les lois de la vie :

Grâce à son affinité pour les humeurs viciées, la feuille de chou enlève aux tissus, au sang, leurs principes antivitaux et aussitôt la circulation normale du sang se rétablit, son extravasation cesse et l'absorption du sang extravasé s'opère, ou il est refoulé sur différents points pour être absorbé plus tard, et pendant ce temps, les tissus reprennent peu à peu l'état sain.

Ou bien encore, comme je l'ai observé en 1875, à l'hospice de Romans, sur le sieur Sauvageon, vieillard de 75 ans, atteint d'une gangrène sénile que l'on avait traitée par des cataplasmes. [1]

Les premiers jours d'avril, la partie inférieure de la jambe et le haut du pied droit, à droite, étaient noirs dans toute leur circonférence et sur une hauteur de 20 centimètres. L'épiderme, à la face antérieure de la jambe, enlevé dans une étendue de 7 à 8 centimètres dans tous les sens, laissait voir le derme parfaitement noir.

Sous les choux les téguments, même ceux qui étaient dépouillés de leur épiderme, sont rentrés sous les lois de la vie en passant, par une dégradation insensible, du noir au brun, du brun au rouge-brun, de cette dernière nuance au rouge, puis à une nuance se rapprochant de plus en plus de leur couleur normale. Ce travail réparateur marchait assez vite, car le 23 avril, après trois semaines de traitement, les téguments qui étaient dépouillés de leur épiderme et où ce travail devait être plus lent, étaient déjà d'un rouge brun.

Mode d'action de la feuille de chou, formulé en lois.

J'avais, dans la *Revue de thérapeutique médico-chirurgicale,* formulé en lois la manière d'agir de la feuille de chou et les effets qu'elle produit. Ces lois me paraissent toujours vraies, je vais les transcrire.

I. La feuille de chou provoque, augmente la suppuration ou la sécrétion dans les ulcérations, les ulcères, les vésicules, les pustules, sur les téguments atteints d'une inflammation érysipélateuse, furonculeuse, etc., sur des téguments sains, mais recouvrant des tissus à l'état morbide.

II. Cette augmentation de la suppuration ou de la sécré-

.tion étant suivie constamment d'amélioration et souvent de guérison, elle est la seule condition nécessaire de ce résultat, et la propriété de la feuille qui la détermine est une propriété curative indirecte.

L'augmentation de la suppuration sous les feuilles de chou, dans quelques cas d'ulcères, de plaies, même de celle du vésicatoire, en aggrave les douleurs et l'inflammation, et la suppuration peut y devenir sanguinolente. Ces effets qui alarment et étonnent sont dus à la présence, chez les malades, d'humeurs viciées par un principe rhumatismal ou autre. Ces humeurs, attirées par la feuille et accumulées sur une plaie, par exemple, et sécrétées par elle, l'irritent, l'enflamment en proportion de leur âcreté et de leur quantité. Mais pendant ce temps le malade s'assainit, puis sa plaie ou son ulcère pourra guérir alors, quels que soient les moyens qu'on emploie, avec la plus grande facilité; mais il faut suspendre l'application de la feuille.

III. Cette propriété ne consiste point en un principe que la feuille céderait à l'absorption, mais bien dans une affinité de la feuille pour toute humeur viciée.

IV. Cette affinité, la feuille l'exerce sur les ulcères nus ou garnis de croûtes minces ou profondes; elle l'exerce sur l'épiderme épaissi ou converti en membranes couenneuses profondes, dans les varioles simples et dans les varioles confluentes; elle l'exerce à travers les tissus mortifiés, à travers les téguments enflammés ou non enflammés, mais recouvrant des tumeurs susceptibles d'être résorbées.

V. Quand l'affection tégumentaire est étendue ou générale, l'action des feuilles sur des points restreints profite à l'affection tout entière.

VI. L'humeur, dans les parties non couvertes de feuilles, est absorbée pour être dirigée incontinent sous les feuilles pour y être aussitôt excrétée.

VII. Le traitement, par les feuilles, d'une affection qui

suppure, prévient sûrement la résorption et la fièvre purulente,

VIII. La guérison obtenue par ce traitement est plus
complète, plus sûre, qu'à la suite de tout autre, parce
qu'elle s'opère seulement quand la cause de la maladie est
épuisée et que ses produits sont éliminés de l'organisme.

IX. Ce traitement est en parfaite harmonie d'action avec
la nature médicatrice. Celle-ci fait effort dans les maladies
cutanées, pour rejeter de l'organisme leurs causes et leurs
effets, tandis que les feuilles en sollicitent la sortie.

X. La guérison d'un ulcère par les feuilles, quelles qu'en
soient l'étendue et l'ancienneté, est sans danger et la récidive est plus rare.

XI. Les cicatrices obtenues sous les feuilles sont remarquables par leur peu de difformité.

XII. La variole, la rougeole, la scarlatine, etc., traitées
par des applications de feuilles de chou, laissent peu ou
point de reliquats. La phthisie, par exemple, n'est point à
craindre dans ces cas.

XIII. Le chou qui est employé à l'extérieur et à l'état
naturel ne pouvant, dès lors, céder à l'économie un principe capable de neutraliser la cause prochaine d'une maladie, d'en détruire les effets et, d'ailleurs, la guérison s'en
opérant pendant la sécrétion ou la suppuration provoquée,
activée par les feuilles, il faut conclure :

1° Que dans ces circonstances de guérison la cause prochaine de la maladie a été excrétée par la suppuration ou
par la sécrétion ;

2° Que des maladies ont pour cause prochaine une vicia-
tion *sui generis* des humeurs ;

3° Que la nature médicatrice procède à la guérison de
ces maladies en portant l'humeur viciée vers les téguments
où elle la déverse pour l'éliminer ensuite par des vésicules,

des pustules, par des vaisseaux excréteurs sur des surfaces ulcérées ou simplement enflammées.

XIV. Ces opérations s'accomplissent dans un organisme malade; ce sont dès lors des fonctions morbides, fonctions qui ont pour organes les téguments, mais les téguments modifiés, appropriés par une inflammation simple, vésiculeuse, pustuleuse, etc.

XV. Les feuilles sont des auxiliaires de ces fonctions. Elles y pourvoient par leur affinité pour toute humeur viciée.

XVI. L'élimination de l'humeur viciée accomplie, les voies qui lui ont servi, je veux dire les modifications des téguments, n'ayant plus de raison d'être, disparaissent, c'est à dire qu'elles guérissent.

XVII. Ce mode de guérison, ce mode de traitement, je l'appellerai une dépuration cutanée.

Considérations en forme de conclusion.

Naturam morborum curationes ostendant, a dit Hippocrate. D'après ce principe, les maladies dont j'ai rapporté la guérison dans ma Notice, avaient évidemment pour cause des éléments viciés dont l'élimination s'est opérée par les téguments sous les feuilles de chou. Cette élimination, je l'ai appelée, pour en exprimer la nature et le but : Une dépuration cutanée, définition qui me parait exacte et vraiment hippocratique. Cette dépuration constitue un principe de thérapeutique générale nouveau et d'une grande fécondité. Il justifie l'emploi des révulsifs sur les téguments.

Il est des maladies pendant le cours desquelles les urines offrent de grandes modifications dans la quantité ou dans la qualité. Ces urines sont critiques; elles jugent les maladies dont elles entraînent la cause immédiate. Dans ces cas, la guérison est due à une dépuration par les voies urinaires. Je me borne à en faire mention pour porter immédiatement l'attention sur des maladies qui sont nombreuses, et dont la guérison est précédée d'évacuations alvines abondantes et répétées ; je citerai, pour exemple, la fièvre typhoïde. N'appartiendraient pas à cette catégorie la diarrhée, la dyssenterie, etc., où les évacuations alvines sont plutôt un des principaux symptômes de la maladie qu'un moyen de guérison. J'appellerais *dépuration intestinale* ce troisième mode de guérison.

Sur le principe de la dépuration intestinale repose la méthode purgative ; méthode fort utile, fréquemment mise en usage et dont on abuse souvent. Le nombre des purgatifs ayant cours est illimité.

Dans ces phénomènes que j'ai appelés dépurations, la nature médicatrice agit spontanément et souvent seule. En connaître les procédés, les imiter, serait la perfection de l'art. Dans cette hypothèse, on aurait l'espoir de prêter à la nature médicatrice un concours toujours efficace. Toutes les maladies, certainement, ne sont pas soumises aux lois de l'une des dépurations que j'ai nommées. Il en est contre lesquelles la nature médicatrice est sans défense ; le nombre en doit être restreint.

Les modes de guérison que j'ai appelés dépurations, ne doivent pas être confondus avec les crises des anciens. Il y a cependant entre eux des points de rapprochement. Ainsi, les dépurations et les crises ont un fondement commun, la présence dans l'économie de principes viciés, causes de maladies ; ensuite elles ont un but commun, l'élimination de ces principes et la guérison des maladies qu'ils ont causées.

Mais ces deux ordres de fonctions pathologiques diffèrent entre eux sous un point qui intéresse la pratique à un haut degré. Voici comment. Les crises sont en dehors de l'action du médecin. L'art ne possède aucun moyen de les provoquer et malheureusement, il peut arriver à son ministre de les entraver; tandis que la dépuration cutanée, de toutes la plus importante et la plus sûre, est à la disposition du médecin; il peut la faire naître à volonté à l'aide d'un agent fidèle, puissant, vraiment merveilleux : la feuille de chou. Or, cette dépuration est généralement applicable à toutes les maladies de la peau; mais la dépuration cutanée et son agent peuvent encore exercer leur action dans la guérison d'un grand nombre de maladies viscérales.

Quand une maladie doit guérir par la dépuration intestinale, le principe vital, la nature médicatrice dirige les humeurs viciées vers la surface des intestins pour y être sécrétées. Or, ces humeurs peuvent être douées de propriétés irritantes et anti-organiques et causer à la membrane muqueuse de l'intestin une vive inflammation, des ulcérations qui suspendant, troublant des fonctions nécessaires à la vie, la compromettent. Ce danger n'est point à craindre quand inflammation et ulcération siègent à la peau, organe moins essentiel à la vie. Dès lors il serait d'un immense avantage d'y attirer une partie des humeurs qui causent à l'intestin les altérations dont j'ai parlé; on en diminuerait d'autant la violence, l'étendue, la durée et conséquemment le danger. Eh bien! on l'a vu dans le courant de cette Notice, le médecin peut appeler la dépuration cutanée à l'aide de la dépuration intestinale, et c'est la feuille de chou qui sera son instrument.

On sait déjà que la feuille ne borne pas son utilité à une action attractive des humeurs viciées; elle rétablit encore chez un malade la température à son degré normal, soit en l'abaissant, soit en l'élevant suivant les besoins. N'est-il pas évident dès lors que l'éréthisme, que la contraction de la peau, causés, l'un par la chaleur, l'autre par le froid fébriles, troublent, suspendent les fonctions de cette membrane, et que ces fonctions se rétablissent pendant que la feuille combat les causes premières de leurs perturbations, la chaleur ou le froid de la fièvre ?

Ces considérations font ressortir la différence de la feuille et des vésicants. La feuille calme la chaleur fébrile, les vésicants ne peuvent que l'augmenter et conséquemment nuire aux fonctions de la peau. D'où l'on pourrait conclure que dans l'acuité de la fièvre on doit se servir de la feuille de chou, et que, si l'on croit devoir recourir aux vésicants, il faut les réserver pour le déclin de la maladie.

Les Romains se sont servis de la feuille de chou. Je m'étonne, s'ils en ont connu les propriétés, comment cette plante a pu tomber dans un complet oubli. D'après les guérisons dont elle m'a rendu témoin, je la tiendrais volontiers pour le spécifique des maladies les plus graves qui affligent notre pauvre humanité. Parmi ces maladies je nommerai la gangrène, le phlegmon, l'anthrax, les panaris, l'érysipèle phlegmoneux, gangreneux, les plaies virulentes, la *phlegmasia alba dolens*, la fièvre puerpérale, l'éclampsie, la phlébite, la variole confluente, la scarlatine, la rougeole, les dartres, les syphilides, les tumeurs blanches, etc.

La feuille de chou est désinfectante. Cette propriété se manifeste quand on l'emploie contre la variole confluente, la gangrène et le cancer, etc. Elle est de plus sédative ; et, chose admirable ! elle ne perd généralement pas sa propriété calmante, mais elle la conserve au même degré, quelle que soit la longueur du temps qu'on l'emploie; tandis que dans l'opium et les solanées, la propriété calmante s'affaiblit et s'use vite.

« Ma joie, mon étonnement étaient extrêmes quand j'ai vu des cicatrices difformes se régulariser sous les feuilles ! Ce phénomène s'est répété chaque fois que j'ai conseillé la feuille dans les mêmes circonstances. — La feuille calmant l'inflammation et la douleur dans l'ulcère suraigu de Calicic, et animant jusqu'à la douleur l'ulcère atone et sans

vie de Meyer, effets opposés mais nécessaires à la guérison
des deux malades, est d'une action aussi merveilleuse! —
C'est encore une merveille que la feuille guérisse le fongus
de M. Montassu et améliore en quelques jours et guérisse
peut-être le diabète du militaire Sabatier. Non, d'aussi admirables cures n'étaient pas connues des Romains !

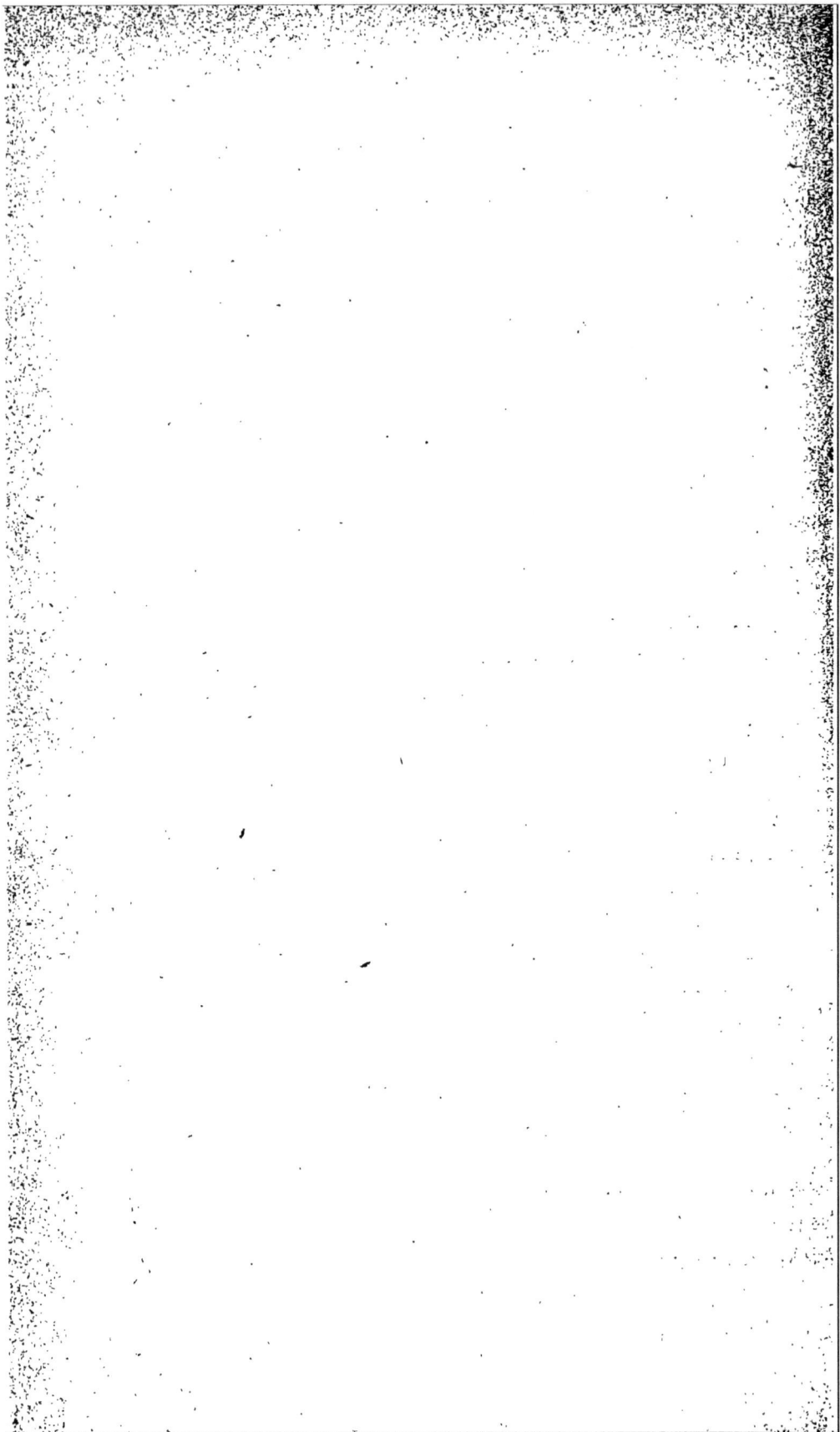

TABLE DES MATIÈRES.

———

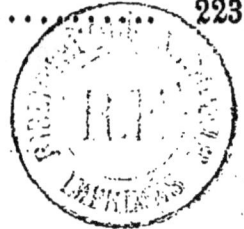

Besançon. — Imp. Dodivers, Grande-Rue, 87.

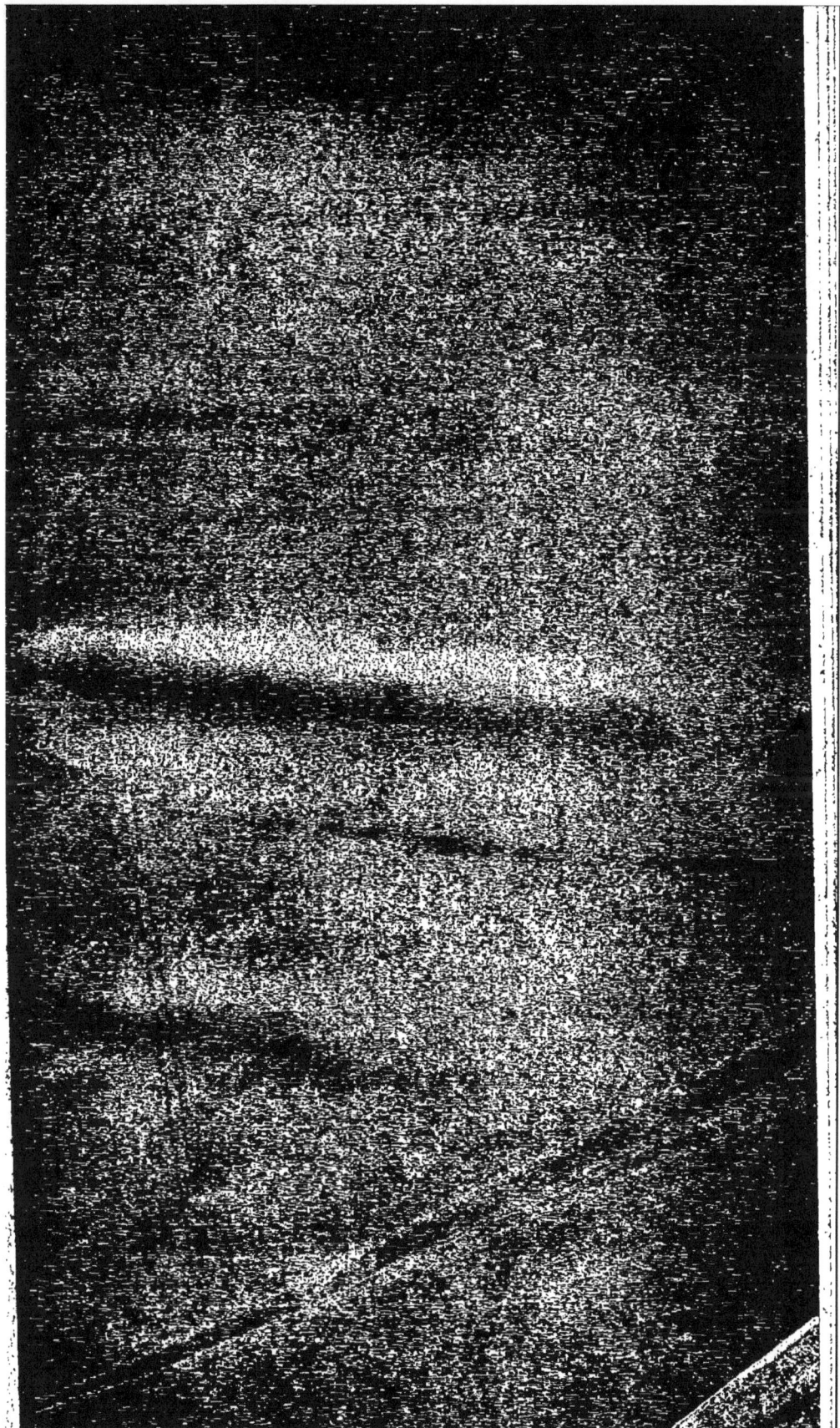

ÉTUDE

SUR LA

PHTHISIE PULMONAIRE

DE SON TRAITEMENT

PAR DES MOYENS HYGIÉNIQUES

ET DU

TRAITEMENT DE LA BRONCHITE CHRONIQUE

PAR

Le Dʳ A. BLANC

Prix 1 fr. — Par la poste : 1 fr. 10.

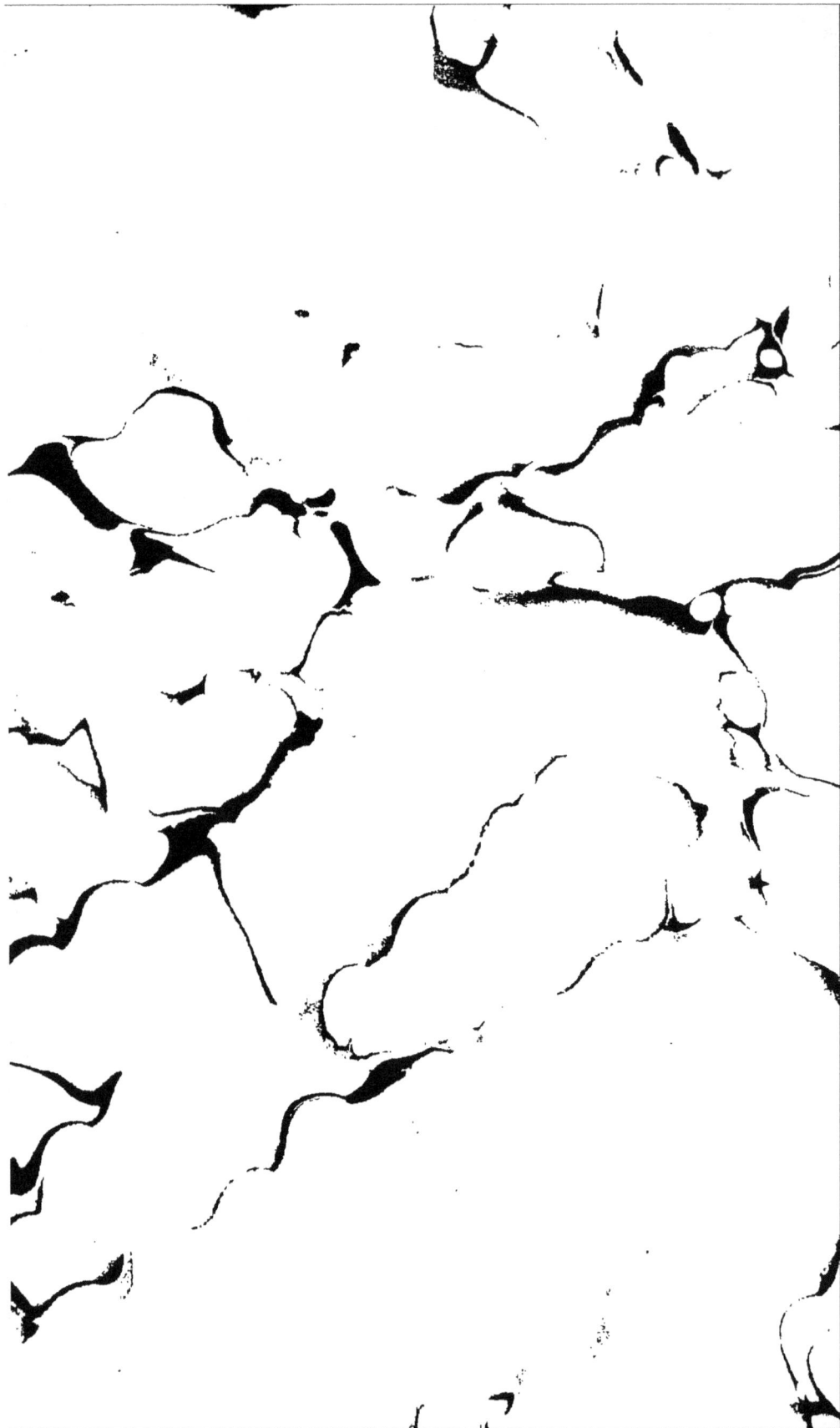

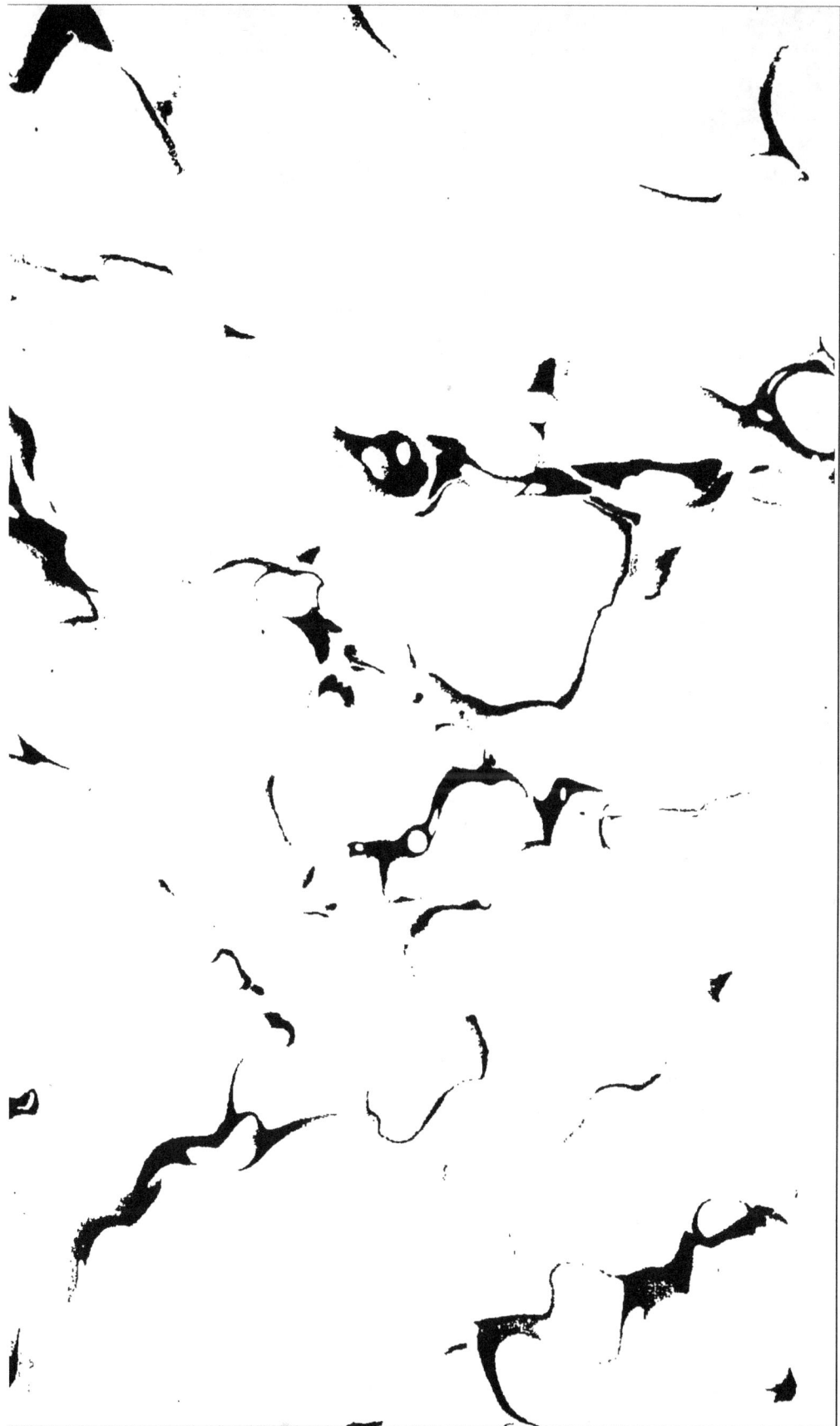

www.ingramcontent.com/pod-product-compliance
Lightning Source LLC
Chambersburg PA
CBHW071633200326
41519CB00012BA/2279